Inhalt

1. Diagnose
2. Umrechnung der Stoffwechselwerte
3. Klinikorientierte Zielwerte
4. Relevanz der Hypoglykämievermeidung
5. Therapiestrategien
6. Ratschläge zur Weiterbetreuung
7. Leitliniengerechte Therapie des Typ-2-Diabetes
8. Klinikorientierter Einsatz oraler Antidiabetika
9. Handhabung der Insuline
10. Insulinstrategien in der Klinik
11. Klinikorientierte Titration von Insulinen
12. Sondersituation entgleister Blutzucker
13. Praktische Beispiele zur Dosistitration
14. Wechsel der Insulinstrategie
15. Deeskalation einer Insulintherapie
16. Insulintherapie unter besonderen Bedingungen
17. Homepages
18. DRGs

Inhaltsverzeichnis

1. **Diagnose:**
   - Wie kann ich die Diagnose Diabetes mellitus stellen?

2. **Umrechnung der Stoffwechselwerte:**
   - Wie kann ich den HbA_{1c}-Wert von % in mmol/mol umrechnen?
   - Wie kann ich den HbA_{1c}-Wert in den mittleren Blutzucker (mg/dl bzw. mmol/l) übersetzen?

3. **Klinikorientierte Zielwerte:**
   - Welche allgemeinen Zielwerte gelten für den Patienten mit Typ-2-Diabetes?
   - Welcher HbA_{1c}-Zielwert gilt für Patienten mit Typ-2-Diabetes?
   - Welcher Blutzucker-Zielwert soll in der Klinik angestrebt werden?

4. **Relevanz der Hypoglykämievermeidung:**
   - Warum muss jede Hypoglykämie vermieden werden?

5. **Therapiestrategien:**
   - Wer benötigt welche Therapiestrategie?

6. **Ratschläge zur Weiterbetreuung:**
   - Worauf muss bei Entlassung von Patienten mit Typ-2-Diabetes geachtet werden?

7. **Leitliniengerechte Therapie des Typ-2-Diabetes:**
   - Wie sieht die aktuelle Praxisleitlinie der Deutschen Diabetes Gesellschaft für die Therapie des Typ-2-Diabetes aus?
   - Wie funktioniert die Leitlinie, worauf muss ich achten?

8. **Klinikorientierter Einsatz oraler Antidiabetika:**
   - Welche oralen Antidiabetika sind verfügbar und wie können sie in der Klinik eingesetzt werden?

9. **Handhabung der Insuline:**
   - Welche Insuline sind verfügbar und wie sieht die Pharmakokinetik der einzelnen Insuline aus?

10. **Insulinstrategien in der Klinik:**
    - Welche Strategie für welchen Patienten?

11. **Klinikorientierte Titration von Insulinen:**
    - Praktische Umsetzung und wie beginnen?
    - Basal-unterstützte orale Therapie (BOT); Bedtime Insulin-Therapie
    - Basalinsulin plus 1x kurz-wirksames Insulin (BOTplus)

- Intensiviert Konventionelle Therapie (ICT)
- Supplementäre (prandiale) Insulintherapie (SIT)
- Konventionelle Insulintherapie (CT)

12. Sondersituation entgleister Blutzucker in der Klinik:
- Worauf muss ich achten, wie gehe ich vor?

13. Praktische Beispiele zur Dosistitration

14. Wechsel der Insulinstrategie:
Wann, warum und wie kann ich von einer Insulinstrategie auf eine andere umstellen?
- CT ⇨ BOT
- Bedtime ⇨ BOT
- BOT ⇨ ICT (alternativ BOTplus)
- BOTplus ⇨ ICT
- CT ⇨ ICT
- SIT ⇨ ICT
- ICT mit Normalinsulin ⇨ ICT mit kurz-wirksamen Analoginsulinen
- ICT mit NPH-Insulin ⇨ ICT mit lang-wirksamen Analoginsulinen
- Kontraindikationen
- Titrationsschemata (schnelle Aufdosierung in der Klinik, Standardtitration, patientenangepasste Option)
- Dosierungen

15. Deeskalation einer Insulintherapie

16. Orale und Insulintherapie unter besonderen Bedingungen
- Metformintherapie
- Peri-/postoperative Insulintherapie
- Intensivmedizin/Notfälle
- PEG Ernährung
- Steroidtherapie
- Dialyse
- Geriatrie
- Kardiologie
- Hochdosis
- Gestationsdiabetes

17. Homepages

18. DRGs

Diagnose

Wie kann ich die Diagnose Diabetes mellitus stellen?

- Über **klinische Symptome** eines manifesten Diabetes mellitus **plus Spontanblutglukose** (venöses Plasma bzw. kapilläres Vollblut) ≥ 200 mg/dl (≥ 11,1 mmol/l) = manifester Diabetes mellitus

- Über **wiederholt gemessene Spontanblutglukoswerte** ≥ 200 mg/dl (≥ 11,1 mmol/l) = manifester Diabetes mellitus

- Über den Nüchternblutzucker:

Nüchtern-blutzucker	Vollblut mg/dl (mmol/l)		Plasma mg/dl (mmol/l)	
	venös	kapillär	venös	kapillär
Gestörter Nüchtern-blutzucker	≥ 100 bis < 110 (≥ 5,6 bis < 6,1)	≥ 90 bis < 110 (≥ 5,0 bis < 6,1)	≥ 100 bis < 126 (≥ 5,6 bis < 7,0)	≥ 110 bis < 126 (≥ 6,1 bis < 7,0)
Manifester Diabetes	≥ 110 (≥ 6,1)	≥ 110 (≥ 6,1)	≥ 126 (≥ 7,0)	≥ 126 (≥ 7,0)

- Über eine orale Glukosebelastung (75 g Glukose):

2-h-Wert	Vollblut mg/dl (mmol/l)		Plasma mg/dl (mmol/l)	
	venös	kapillär	venös	kapillär
Gestörte Glukose-toleranz	≥ 120 bis < 180 (≥ 6,7 bis < 10,0)	≥ 140 bis < 200 (≥ 7,8 bis < 11,1)	≥ 140 bis < 200 (≥ 7,8 bis < 11,1)	≥ 160 bis < 220 (≥ 8,9 bis < 12,2)
Manifester Diabetes	≥ 180 (≥ 10,0)	≥ 200 (≥ 11,1)	≥ 200 (≥ 11,1)	≥ 220 (≥ 12,2)

- **Die Diagnosestellung über den HbA_{1c}-Wert:**

In Deutschland ist die Diagnosestellung rein über den HbA_{1c}-Wert noch nicht legitimiert (in den amerikanischen Leitlinien ist die Diagnosestellung mittels HbA_{1c}-Wert von > 6,5 % seit kurzem möglich). Bei einem HbA_{1c}-Wert von > 6,5 % ist in der Regel von einem manifesten Diabetes auszugehen, im Bereich zwischen 6 und 6,5 % besteht ebenfalls eine hohe Wahrscheinlichkeit für einen manifesten Diabetes. Im oberen Normbereich des HbA_{1c}-Werts (5,7 – 6 %) liegt bereits ein erhöhtes Risiko für eine Glukosestoffwechselstörung vor.

Umrechnung der Stoffwechselwerte

Wie kann ich den HbA_{1c}-Wert von % in mmol/mol umrechnen? Wie kann ich den HbA_{1c}-Wert in den mittleren Blutzucker (mg/dl bzw. mmol/l) übersetzen?

HbA_{1c}-Wert		Mittlerer Blutzucker	
%	mmol/mol Hb	mg/dl	mmol/l
5,8	40	120	6,7
6	42	126	7
6,5	48	139	7,7
7	53	153	8,5
7,5	58	167	9,3
8	64	182	10,1
8,5	69	196	10,9
9	75	211	11,7
9,5	80	225	12,5
10	86	239	13,3
10,5	91	254	14,1
11	97	268	14,9
11,5	102	283	15,7
12	108	297	16,5

Umrechnung der Stoffwechselwerte

Klinikorientierte Zielwerte

Klinikorientierte Zielwerte

Welche allgemeinen Zielwerte gelten für den Patienten mit Typ-2-Diabetes?

Die multimodale Therapie des Typ-2-Diabetes soll die zumeist kombiniert auftretenden Risikofaktoren Hyperglykämie, Dyslipoproteinämie und Bluthochdruck (Tabelle 1) minimieren und orientiert sich dabei an Zielwerten.

Tabelle 1:

HbA_{1c}-Wert	< 6,5 %, unter Vermeidung von Hypoglykämien und ausgeprägter Gewichtszunahme (< 5 % des KG)
BZ nüchtern und präprandial	90 bis 120 mg/dl (5,0 bis 6,7 mmol/l)
BZ postprandial	140 bis 160 mg/dl (7,8 mmol/l bis 8,9 mmol/l)
Gesamt-Cholesterin LDL-Cholesterin Bei KHK optional	< 180 mg/dl (< 4,7 mmol/l) < 100 mg/dl (< 2,6 mmol/l) < 70 mg/dl (< 1,8 mmol/l)
HDL	♂ > 40 mg/dl (> 1,1 mmol/l); ♀ > 50 mg/dl (> 1,3 mmol/l)
Triglyzeride	< 150 mg/dl (< 1,7 mmol/l)
Albuminurie	< 20 mg/l (Spontanurin)
Blutdruck	RR < 130/80 mmHg; bei Proteinurie > 1 g/l: RR < 120/75 mmHg
Nikotinverzicht	
Bei Übergewicht/Adipositas	Gewichtsreduktion anstreben

Welcher HbA$_{1c}$-Zielwert gilt für Patienten mit Typ-2-Diabetes?

Die Deutsche Diabetesgesellschaft empfiehlt für Patienten mit Typ-2-Diabetes ein HbA$_{1c}$-Ziel < 6,5 %. Dieser Zielwert gilt für Patienten, bei denen Folgeerkrankungen möglichst komplett vermieden werden sollen.

Dieses strenge Therapieziel gilt jedoch nicht für alle Patienten. Aufgrund neuester Studiendaten ist es notwendig ein individuelles HbA$_{1c}$-Ziel zu definieren. Hierbei fließen relevante zusätzliche Parameter in die Entscheidungsfindung „individuelles HbA$_{1c}$-Ziel" ein. Tabelle 2 zeigt vier grobe Unterteilungen auf:

Tabelle 2, individuelle HbA$_{1c}$-Ziele:

Gruppe 1: < 6,5 %	Kurze Diabetesdauer
	Hohe Lebenserwartung
	Keine CV-Vorerkrankungen
	Keine Hypoglykämieneigung
Gruppe 2: < 7,0 %	Mittlere Diabetesdauer
	CV-Komorbidität
	Keine Hypoglykämieneigung
Gruppe 3: < 7,5 %	Lange Diabetesdauer
	Red. Lebenserwartung
	CV-Komorbidität
	Neigung zu schweren Hypoglykämien
Gruppe 4: < 8,0 %	Geriatrisches Syndrom*

*Intellektueller Abbau, Demenz, Inkontinenz, Pflegebedürftigkeit, Immmobilität, Hypoglykämieneigung

Da chronische Hyperglykämien schwerwiegende Folgeerkrankungen verursachen, ist eine frühzeitige (d.h. bereits ab Diagnosestellung) und dann dauerhafte Optimierung der Blutzuckerwerte in den Zielbereich relevant. Eine von Beginn an über Monate oder Jahre nicht optimierte Einstellung führt zu signifikant mehr Folgeerkrankungen. Diese sind auch durch später einsetzende Stoffwechseloptimierung nicht mehr auszugleichen („Glykämisches Gedächtnis").

Bei Verlassen des Zielbereiches muss die Therapie zügig und kontinuierlich intensiviert werden, wobei es gilt, Hypoglykämien stets zu vermeiden.

Klinikorientierte Zielwerte

Im stationären Bereich ist ebenfalls akzeptiert, dass eine akute oder chronische Hyperglykämie negativen Einfluss auf Heilungs- und Regenerationsprozesse nimmt und die Prognose signifikant verschlechtert.

Entsprechend der diabetologischen Leitlinien sollte spätestens bei BZ-Werten über 180 mg/dl (10 mmol/l) therapeutisch interveniert werden.

Die in Tabelle 1 (S. 10) aufgeführten Ziele müssen jedoch in Bezug auf die Blutzuckereinstellung individuell angepasst werden, d.h. im Einzelfall ist ein Abweichen von den strengen Zielen sinnvoll.

Insgesamt hat sich eine grobe Aufteilung in 4 Gruppen (siehe Tabelle 2 auf S. 11) bei der Findung von HbA_{1c}-Zielbereichen in der Praxis bewährt:

Gruppe 1: HbA_{1c}-Ziel < 6,5 %
Strenges Therapieziel wie in den Leitlinien der DDG empfohlen. Dies gilt für Patienten, die u.a. neu manifestiert sind, eine lange Lebenserwartung aufweisen, nicht bekannt kardiovaskulär vorerkrankt sind und keine Hypoglykämieneigung aufweisen.
Primärziel ist die Vermeidung bzw. die Progressionshemmung von mikro- und makrovaskulären Folgeerkrankungen. Hierbei spielt das sog. „glykämische Gedächtnis" eine wichtige Rolle. Wird der Glukosestoffwechsel von ab Diagnosestellung möglichst normnah eingestellt, zeigt sich im langfristigen Verlauf eine signifikante Reduktion von mikro- und makrovaskulären Folgeerkrankungen. Für das „glykämische Gedächtnis" spielen insbesondere die ersten 12–15 Jahre der Erkrankung eine entscheidende Rolle.

Gruppe 2: HbA_{1c}-Ziel < 7 %
Die Progressionshemmung/Entstehung von Folgeerkrankungen steht noch im Vordergrund. Die Gruppe umfasst die größte Zahl an Patienten, mit zumeist noch unter 15 Jahren Diabetesdauer. Eine kardiovaskuläre Vorerkrankung kann vorliegen, es darf jedoch keine Hypoglykämieneigung nachweisbar sein.

Gruppe 3: HbA$_{1c}$-Ziel ≤ 7,5 %

Patienten mit langjährig (> 12 – 15 Jahre) zumeist schlecht, d.h. oberhalb des leitliniengerechten HbA$_{1c}$-Zielbereichs, eingestelltem Blutzuckerstoffwechsel, Patienten mit fortgeschrittenen makrovaskulären Vorerkrankungen oder Hypoglykämieneigung.

Gruppe 4: HbA$_{1c}$-Ziel ≤ 8 %

Patienten aus dem geriatrischen Bereich, bei denen als Primärziel die Vermeidung von Akutkomplikationen wie z.B. Koma und Hypoglykämie oder von Infektionen im Vordergrund stehen. D.h. primäre Therapieziele sind Symptomfreiheit bzw. der Erhalt/die Wiederherstellung der Lebensqualität und die Verbesserung der mentalen Leistungsfähigkeit. Ein HbA$_{1c}$-Wert über 8 % ist in keiner Situation akzeptabel, da hier nachweislich erhebliche Probleme entstehen (u.a. Exsikkose, intellektueller Abbau, erheblicher Anstieg der Infektneigung).

Welcher Blutzucker-Zielwert soll in der Klinik angestrebt werden?

Die Blutzuckerzielwerte für Klinik-Patienten in den Leitlinien der Amerikanischen Diabetes Gesellschaft (ADA) werden unterteilt in Zielwerte für Intensivpatienten und Zielwerte für Patienten auf der Normalstation.

Intensivstation	Zielbereich 140 bis 180 mg/dl (7,8 – 10 mmol/l)
	Dies gewährleistet bei akzeptablem Blutzucker einen ausreichenden „Sicherheitsabstand" zur Hypoglykämie
Normalstation	Zielbereich präprandial < 140 mg/dl (7,8 mmol/l) postprandial < 180 (10 mmol/l)
	Dies entspricht einer nahe-normo-glykämen Einstellung

Im Vordergrund steht die Vermeidung von Hypoglykämien, ggf. kann das Therapieziel strenger (falls keine Hypoglykämieneigung vorliegt) oder auch moderater (bei Hypoglykämieneigung) sein; BZ-Werte über 180 mg/dl (10 mmol/l) sollten nicht akzeptiert werden.

Relevanz der Hypoglykämievermeidung

Relevanz der Hypoglykämievermeidung

Warum muss jede Hypoglykämie vermieden werden?

Schwere Hypoglykämien sind, ähnlich wie zu hohe Blutzuckerwerte, assoziiert mit einer erhöhten Mortalitätsrate in verschiedenen Endpunktstudien. Die Problematik, dass zu niedrige Werte (d.h. eine erhöhte Zahl an Hypoglykämien) prognostisch ungünstig sind, ist in Studien mittlerweile im ambulanten wie auch im stationären Bereich nachgewiesen.

Zusätzlich ist zu beachten, dass auch gehäuft auftretende symptomatische Hypoglykämien zu Hypoglykämiewahrnehmungsstörungen und damit im Weiteren zu schweren Hypoglykämien führen können.

Es existieren somit bei der Einstellung zwei Schwerpunkte: „Gute Einstellung bei geringer Hypoglykämiezahl". Eine gute Blutzuckereinstellung kann durch Hypoglykämieangst aufgrund der daraus resultierenden unzureichenden Dosistitration schwer erreichbar sein.

Relevanz der Hypoglykämievermeidung

Therapiestrategien

Therapiestrategien:

**Wer benötigt welche Therapiestrategie?
(Strukturierte Insulintherapie vs. reines Korrekturschemata)**

Entgleister Glukosestoffwechsel (> 180 mg/dl, > 10 mmol/l)
⇨ Insulintherapie (nach Basis-Bolus Konzept!)
Orale Antidiabetika sind hier ungeeignet (die maximale Dosis
senkt den Blutzucker nur um durchschnittlich 30 mg/dl
bzw. 2 mmol/l, bzw. 1 %-Punkt HbA_{1c}).

Orale Antidiabetika nur leitliniengerecht einsetzen (HbA_{1c}
getriggert, s. Leitlinie).

Die Insulintherapie in der Klinik verlangt ein strukturiertes
Vorgehen: Basis-Bolus-Konzept (ICT), Basalinsulin + Mahlzeiteninsulin + Korrekturinsulin; reine Korrekturschemata
sind nicht ausreichend! Sie reagieren nur und agieren nicht.

Wenn nach einer ersten Korrektur mit kurz-wirksamen
Insulin wiederholt Insulin gespritzt werden muss, ist von
einem reinen Korrekturschema abzusehen.

Bei einem stabilen, aber zu hohem Blutzuckerverlauf ist der
Beginn mit einem Basalinsulin (BOT) sinnvoll.

Blutzuckerentgleisungen aufgrund schwerer Erkrankungen
können nur selten durch eine rein prandiale Insulintherapie/
kurz-wirksames Korrekturinsulin therapiert werden, da i. d. R.
auch ein erhöhter basaler Insulinbedarf besteht.

> Konsequenz:
>
> Ideal bei entgleistem Blutzucker (BZ) stationär ist
> daher ein Basis-Bolus-Konzept (ICT), welches neben
> Basalinsulin und Mahlzeiteninsulin einen zusätzlichen
> Korrekturinsulinanteil beinhaltet (siehe Kapitel 11
> „Klinikorientierte Titration von Insulinen").

Therapiestrategien

Ratschläge zur Weiterbetreuung

**Ratschläge zur Weiterbetreuung:
Worauf muss bei Entlassung von Patienten mit Typ-2-Diabetes geachtet werden?**

Empfehlungen für den Arztbrief:

Therapieempfehlungen:

- Angabe des individuellen HbA_{1c}-Therapieziels (ggf. Nüchtern-, prä- und postprandiales Ziel)
- Praktisches Vorgehen während des stationären Aufenthaltes.
  (Beispiel „…aufgrund folgender Problematik wurde folgende Therapie gewählt, d.h. Ausgangssituation, therapeutischer Ansatz, ggf. mit Begründung und Weg der Umsetzung")
- Ggf. Angabe weiterer Therapieziele, ggf. auch als Begründung für die Wahl spezifischer OAD/Insuline/Analoginsuline.
  (Beispiel „u.a. zur Minimierung des Hypoglykämierisikos…", „…Reduzierung des Risikos der Gewichtszunahme…", „…das Insulin wurde gewählt, da es vom Pflegedienst auch am Morgen injiziert werden kann…")
- Bei Beginn einer Insulintherapie in der Klinik erfolgt eine Begründung, warum diese initiiert wurde.
  (Beispiel „….bei diesem jungen Patienten ist zur Vermeidung von Folgeschäden eine intensive Therapie mit Insulin sehr günstig…", „…zur Minimierung eines per se bestehenden Hypoglykämierisikos bei intensiver Therapie wurde das Analoginsulin bevorzugt…")
- Oftmals sind Empfehlungen bzgl. der weiteren Therapieführung sinnvoll.
  (Beispiel „…aufgrund der entgleisten Stoffwechselsituation wurde mit einem Basalinsulin begonnen, wir bitten um weitere Dosistitration, bis der Nüchternzielwert von unter 100 mg/dl (unter 5,6 mmol/l) erreicht ist…", „…aufgrund der Komplexität der ICT-Therapie bitten wir um Vorstellung beim niedergelassenen Diabetologen…")

- Spritzzeitpunkte
- BZ-Kontrolle zu welchen Zeiten notwendig?
- Titrationsschemata

Verlaufsuntersuchungen:

- 1x / Quartal: Blutdruck, HbA$_{1c}$

- 1x / Jahr: Augenarztbesuch (direkte Augenspiegelung nach Dilatation), Lipidprofil, Kreatinin, Albumin im Urin, Fußinspektion (zusätzlich Anleitung zur Selbstbeobachtung und Pflege), Ausschluss Depression, ggf. weiterführende Diagnostik bzgl. dem Gesamtrisiko wie EKG, Belastungs-EKG, 24-h-Blutdruck, Gefäßstatus, Doppler-, Duplexuntersuchung, Neuropathietestung

Leitliniengerechte Therapie des Typ-2-Diabetes

Leitliniengerechte Therapie des Typ-2-Diabetes:

Wie sieht die aktuelle Leitlinie der Deutschen Diabetes Gesellschaft für die medikamentöse antihyperglykämische Therapie des Typ-2-Diabetes aus?

Abbildung 1:

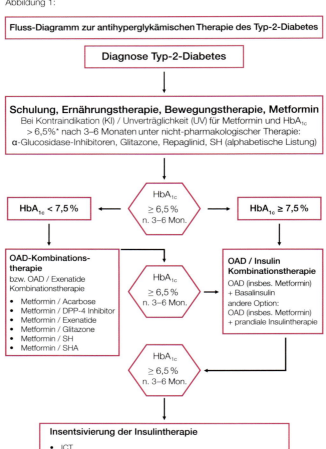

Fluss-Diagramm zur antihyperglykämischen Therapie des Typ-2-Diabetes

Wie funktioniert die Leitlinie, worauf muss ich achten?

- Zur Basistherapie gehört neben Schulung, Ernährung und Bewegung zusätzlich Metformin als Mittel der ersten Wahl bereits bei Diagnosestellung.
  Bei Kontraindikationen oder Unverträglichkeit stehen andere in der Monotherapie zugelassene Alternativen zur Verfügung (α-Glukosidase-Hemmer, Glitazone, Repaglinid, Sulfonylharnstoffe und Sitagliptin)

- Ist das festgelegte HbA_{1c}-Ziel nach 3–6 Monaten nicht erreicht, fällt die Entscheidung über den nächsten Therapieschritt abhängig vom HbA_{1c}-Wert:
  - HbA_{1c}-Werte < 7,5 %: OAD-Kombinationstherapie, i.d.R. nicht mehr als 2 orale Antidiabetika (s. alphabetische Listung, Abb.1)
  - HbA_{1c}-Werte ≥ 7,5 %: Insulintherapie, i.d.R. die Therapie mit einem Basalinsulin + OAD (insb. Metformin). Diese Vorgehensweise ergibt sich aufgrund der Effektivität der OAD, mit durchschnittlich ca. 1 %-Punkt HbA_{1c}-Senkung. Bei HbA_{1c} Werten ≥ 7,5 % ist die Zielerreichung daher mit OAD unwahrscheinlich

- Bei erheblicher Entgleisung in der Klinik ist das Vorgehen nach der Leitlinie unmöglich. Durch notwendigerweise rascheres Handeln werden orale Therapieschritte häufig übersprungen, es wird z.T. ad hoc mit einer Intensivierten Insulintherapie (ICT) begonnen

- Formal ist jede Form der Insulinstrategie (BOT, BOTplus, SIT, CT, ICT) beim Therapieeinstieg möglich. Entscheidend für die Wahl einer Therapiestrategie sind das Blutzuckerprofil, das Ausmaß der Entgleisung und die Fähigkeit des Patienten zu ihrer Umsetzung.
  Die überwiegende Zahl aller Patienten wird aufgrund des vorliegenden Blutzuckerprofils mit einer Basal unterstützten oralen Therapie (BOT) beginnen. Voraussetzung hierfür ist neben dem HbA_{1c} oberhalb des Zielbereichs ein erhöhter Nüchternblutzuckerwert (s. Kapitel 10.1, S. 41). Erfahrungsgemäß kann bei einem HbA_{1c}-Wert ≥ 7,5 % bei über 80 % der Betroffenen von einem erhöhten Nüchternwert ausgegangen werden.
  Die Substitution mit Basalinsulin ist somit für die überwiegende Zahl der Patienten ein effektiver, einfacher, komplikationsarmer und pathophysiologisch sinnvoller Einstieg

Leitliniengerechte Therapie des Typ-2-Diabetes

in die Insulintherapie.
Patienten, die mit einer prandialen Insulintherapie begonnen haben (primär isoliert postprandial erhöhte Blutzuckerwerte), erhalten auf dem Weg hin zur Intensivierten Insulintherapie (ICT) zusätzlich ein Basalinsulin

- Ist die begonnene Insulintherapie aufgrund der Krankheitsprogression nicht mehr ausreichend effektiv, wird die Therapie im Allgemeinen in Richtung einer Intensivierten Insulintherapie (ICT) intensiviert. Dies kann je nach Patient in kleinen Schritten (BOTplus) oder direkt erfolgen. Die Mischinsulintherapie (CT) wird nur in Ausnahmefällen empfohlen

- Wenn möglich sollte jede Form der Insulintherapie in Kombination mit Metformin erfolgen (Kontraindikationen beachten s. Kapitel 8, S. 26)

Leitliniengerechte Therapie des Typ-2-Diabetes

Klinikorientierter Einsatz oraler Antidiabetika

Klinikorientierter Einsatz oraler Antidiabetika: Welche oralen Antidiabetika sind verfügbar und wie können sie in der Klinik eingesetzt werden?

Grundregeln der antihyperglykämen Therapie:

- Die Effektivität der HbA_{1c}-Senkung einer Therapie mit oralen Antidiabetika beträgt im Mittel 1%-Punkt (ca. 30 mg/dl bzw. ca. 2 mmol/l)

- Metformin sollte bei nicht vorhandenen Kontraindikationen als erste Substanz gewählt werden; Metformin kann mit allen anderen OAD kombiniert werden

- Die frühe Kombination von 2 verschiedenen OAD zum Erreichen der HbA_{1c}-Zielwerte kann sinnvoll sein

- In der Regel werden nur 2 OAD kombiniert, bevor eine Insulintherapie gestartet wird

- Die Kombination von 3 OAD sollte nur in besonderen Ausnahme-Situationen erfolgen (Bsp.: Kombination von 3 OAD, die keine Hypoglykämie auslösen, bei Patienten, die berufsbedingt Hypoglykämien vermeiden müssen). Siehe Praxisleitlinie zur Therapie des Typ-2-Diabetes, DDG

- Bei Übergewicht/Adipositas sind Substanzen zu bevorzugen, die keine weitere Gewichtszunahme begünstigen

- Grundsätzlich empfiehlt sich bei jeder Form einer Insulintherapie die Kombination mit Metformin, falls keine Kontraindikationen/Unverträglichkeiten vorliegen

- Der Einsatz einer Insulintherapie ist immer möglich bzw. in bestimmten Situationen notwendig (z.B. bei schwerwiegenden Entgleisungen bzw. bei Kontraindikationen gegen OAD)

- Klinische, primäre Endpunktdaten liegen u.a. vor zu Metformin, Glibenclamid, Insulin (UKPDS), Pioglitazon (PROactive), Gliclazid (ADVANCE)

Antidiabetika-Übersicht:

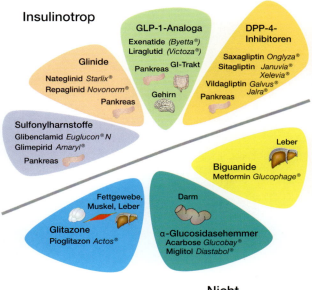

Klinikorientierter Einsatz oraler Antidiabetika

OAD-Einzelsubstanzen:

WM: Wirkmechanismus; Ind.: Indikationen; V/N: Vorteile/Nachteile; D: Dosierung; NW: Nebenwirkungen; KI: Kontraindikationen; WH: Warnhinweise

	Metformin
WM	Senkung der Glukoseproduktion in der Leber durch Hemmung der Glukoneogenese und der Glykogenolyse; Erhöhung der Insulinempfindlichkeit in der Muskulatur und damit Verbesserung der peripheren Glukoseaufnahme und -verwertung; Hemmung der intestinalen Glukoseabsorption Senkt Nüchtern- und postprandiale Blutzuckerwerte
Ind.	Mittel der ersten Wahl (auch bei Normalgewicht) bei den OAD
V/N	Keine Hypoglykämiegefahr, keine Gewichtszunahme, mit allen anderen OAD kombinierbar, gute Endpunktdaten
D	LAUT FACHINFORMATIONEN: Einschleichend beginnen mit 2–3x 500 mg pro Tag, bei guter Verträglichkeit nach 10–15 Tagen steigerbar auf max. 3x 1000 mg AUS DER PRAXIS: Tag 1–3: 500 mg abends, bei guter Verträglichkeit kann auf 2x 1000 mg gesteigert werden; 3x 1000 mg erhöht eher die Nebenwirkungen, die BZ-Senkung ist nicht signifikant besser als bei 2x 1000 mg
NW	Sehr häufig: Gastrointestinale Symptome (Magendruck, Blähungen, Durchfälle,…) Häufig: Geschmacksveränderung Bei Unverträglichkeit ist ein Versuch in niedrigerer Dosis sinnvoll
KI/WH	Jeder Zustand, der zu einer Akkumulation der Substanz (z.B. Niereninsuffizienz, GFR < 60 ml/min, Gabe von jodhaltigen Kontrastmitteln) oder zu Hypoxiegefahr (z.B. fortgeschrittene Herz- oder Lungeninsuffizienz) führen kann Leberinsuffizienz, akute Alkoholintoxikation, Alkoholismus, Stillzeit
Klinik	Cave: 48 h vor und nach elektiven Operationen bzw. Kontrastmittelexposition und im Rahmen schwerer Erkrankungen pausieren; Wirkt auf Nüchtern- und postprandiale BZ-Werte

	Glitazone (Thiazolidinedione/Sensitizer), Pioglitazon (Actos®)
WM	Verminderung der Insulinresistenz in Fettgewebe, Skelettmuskulatur und Leber; Senkt Nüchtern- und postprandiale Blutzuckerwerte
Ind.	In der zweiten Therapieebene, z.B. in Kombination mit Metformin, Sulfonylharnstoffen, Gliniden und Insulin Bei Unverträglichkeit bzw. Kontraindikation für Metformin in Monotherapie möglich
V/N	Keine Hypoglykämiegefahr; Endpunktdaten liegen für Pioglitazon (PROactive, Reduktion von Herzinfarkten erwiesen) vor
D	Beginn mit 15–30 mg/Tag. Bei Bedarf nach 6–8 Wochen Steigerung auf 30–45 mg/Tag, Einnahme 1x/Tag
NW	Häufig: Gewichtszunahme 2–3 kg; Ödeme; Dekompensierte Herzinsuffizienz bei Kombination mit Insulin (z.T. bedingt durch vermehrte Flüssigkeitsretention); Bei postmenopausalen Frauen erhöhte Frakturraten (distale Extremitätenknochen) Infektion der oberen Atemwege, Sehstörungen, Hypästhesie
KI/WH	Herzinsuffizienz (in der Anamnese) ab NYHA I; Eingeschränkte Leberfunktion
Klinik	Therapiebeginn in der Klinik oft nicht sinnvoll, da die BZ-senkende Wirkung erst nach 2–4 Wochen voll ausgeprägt ist. Pioglitazon ist einsetzbar bis zu einer GFR > 4 ml/min, (Empfehlung: Einsetzbar bei Niereninsuffizienz, nicht einsetzbar bei Dialyse) Wegen der Gefahr von dekomp. Herzinsuffizienz empfiehlt sich die Kombination mit einem Diuretikum

Klinikorientierter Einsatz oraler Antidiabetika

	Acarbose (Glucobay®)
WM	Hemmung der Alpha-Glukosidasen im Dünndarm und damit Hemmung der Spaltung von Disacchariden; Blutzuckersenkender Effekt fast ausschließlich postprandial
Ind.	In der zweiten Therapieebene (nach Metformin), Kombination mit allen anderen OAD möglich, bei Unverträglichkeit bzw. Kontraindikation für Metformin in Monotherapie möglich
V/N	Keine Hypoglykämiegefahr, gewichtsneutral; Positive Endpunktdaten nur bei Prädiabetes (STOP-NIDDM)
D	AUS DER FACHINFORMATION: Anfangsdosis: 3x tägl. 50 mg Zur Verminderung gastroint. NW, einschleichende Dosierung empfehlenswert: 1–2x tägl. 50 mg Je nach Blutzuckerwert kann die Dosis anschließend stufenweise und bei unzureichender therapeutischer Wirksamkeit auch im späteren Behandlungsverlauf erhöht werden auf bis zu 3x tägl. 100 mg. Eine weitere Dossisteigerung auf 3x tägl. 200 mg kann in Ausnahmefällen erforderlich sein AUS DER PRAXIS: Wegen der GI-Nebenwirkung sinnvollerweise mit 1–2x 25 mg starten; langsame, d.h. über 2–3 Wochen, Dosissteigerung auf die sinnvolle maximale Dosierung von 3x 50 mg! Höhere Dosen sind kaum effektiver, verursachen aber erheblich mehr Nebenwirkungen
NW	Sehr häufig: Blähungen; Häufig: Durchfall und Bauchschmerzen
KI	Schwangerschaft, Stillzeit; Chronische Darmerkrankungen und Zustände, die sich durch eine vermehrte Gasbildung im Darm verschlechtern können; Bei Niereninsuffizienz möglich bis zu einer GFR von 25 ml/min
Klinik	OAD mit geringster HbA_{1c}-Senkung (ø 0,5 %-Punkte); Aufgrund der langen Titrationsphase über 2–3 Wochen nicht für eine Akut-Therapie in der Klinik geeignet; Wirkt nahezu ausschließlich auf postprandiale BZ-Werte Treten in Kombination mit anderen OAD Hypoglykämien auf, ist nur reine Glukose (Zucker/Traubenzucker p.o. bzw. Glukose i.v.) zur Hypoglykämiebekämpfung geeignet!

	Sulfonylharnstoffe (SH): Glibenclamid (Euglucon®N), Glimepirid (Amaryl®), u.a.
WM	Stimulation der endogenen Insulinsekretion
Ind.	In der zweiten Therapieebene (nach Metformin), Kombination mit allen anderen OAD möglich; Bei Unverträglichkeit bzw. Kontraindikation für Metformin in Monotherapie möglich
V/N	Hypoglykämiegefahr, besonders bei fortgeschrittener Nierenfunktionseinschränkung (Cave: prolongierte Hypoglykämien bis zu 72 h); Gewichtszunahme Positive Endpunktdaten liegen vor zu Glibenclamid (UKPDS) und Gliclazid (ADVANCE)

D	Substanz	Startdosis	Höchstdosis
	Glimepirid (z.B. Amaryl®)	1 mg	6 mg (Übliche Dosis 2–4 mg)
	Glibenclamid (z.B. Euglucon®N)	1,75–3,5 mg	10,5 mg
	Gliclazid (z.B. Diamicron uno®)	30 mg	120 mg
	Gliquidon (z.B. Glurenorm®)	15 mg	120 mg

NW	Häufig: Hypoglykämien (bei Glimepirid seltener); Bei Glibenclamid und Gliquidon häufig: Gewichtszunahme
KI/WH	Schwangerschaft, Stillzeit; Schwere Nieren- und Leberfunktionsstörungen; Bei Gliclazid: Behandlung mit Micomazol- Sulfonylharnstoffe sollten spätestens ab einer GFR von < 30 ml/min gemieden werden, da die Rate an schweren Hypoglykämien bei fortgeschrittener Niereninsuffizienz signifikant zunimmt
Klinik	OAD mit zügig eintretender Wirkung, potentiell gut in der Klinik einsetzbar; Vorsicht: Erhöhte Hypoglykämiegefahr bei Auslassen von Mahlzeiten; Wirkt auf Nüchtern- und postprandiale BZ-Werte; Vor OP's absetzten; Günstige Therapiekosten; Nicht kombinieren mit Gliniden (wirken am gleichen Rezeptor); Fraglich ungünstig in Kombination mit Metformin bei Patienten mit Z.n. Herzinfarkt. Wenn SH verwendet werden sollen, gibt es Hinweise, dass Glimepirid bzgl. der Hypoglykämierate günstiger abschneidet als Glibenclamid; Die sinnvolle maximale Dosis beträgt für Glimepirid 1x 3 mg tgl., eine Steigerung auf höhere Dosen ist nur wenig effektiv

Klinikorientierter Einsatz oraler Antidiabetika

	Glinide (Sulfonylharnstoffanaloga): Nateglinid (Starlix®), Repaglinid (NovoNorm®)
WM	Stimulation der endogenen Insulinsekretion. Wirken an einer anderen Untereinheit des gleichen Rezeptors wie SH; im Vergleich zu SH deutlich kürzere Halbwertszeit, daher Gabe 3x/Tag zu den Hauptmahlzeiten (i.e.S. nur, wenn Mahlzeit zu sich genommen wird)
Ind.	Repaglinid: Bei Typ-2-Diabetes, wenn durch Diät, Gewichtsreduktion und Bewegungstherapie keine ausreichende glykämische Kontrolle möglich ist oder bei KI gegen Metformin auch als Monotherapie Nateglinid: Bei Typ-2-Diabetes, wenn mit Metformin allein keine ausreichende glykämische Kontrolle möglich ist (immer in Kombination mit Metformin)
V/N	Besser steuerbar als SH aufgrund der kürzeren Halbwertszeit; Hypoglykämien; keine Endpunktdaten
D	<table><tr><th>Substanz</th><th>Startdosis</th><th>Höchstdosis</th><th>GFR</th></tr><tr><td>Repaglinid (NovoNorm®)</td><td>3x 0,5 mg</td><td>3x 4 mg</td><td>bis 30 ml/min</td></tr><tr><td>Nateglinid (Starlix®)</td><td>3x 60 mg</td><td>3x 120 mg</td><td>bis 30 ml/min</td></tr></table> Cave: Bei Niereninsuffizienz vorsichtige Dosistitration
NW	Häufig ($\geq 1/100$): Hypoglykämien, Bauchschmerzen, Diarrhö
KI/WH	Schwangerschaft, Stillzeit Typ-1-Diabetes, Diabetische Ketoacidose, Diabetisches Koma, schwere Leberfunktionsstörung, gleichzeitige Anwendung mit Gemfibrozil
Klinik	OAD mit zügigem Wirkungseintritt, potentiell gut in der Klinik einsetzbar; wirkt primär auf postprandiale BZ-Werte. Repaglinid wirkt stärker Blutzucker senkend als Nateglinid, eine relevante Nüchternblutzuckerabsenkung ist nur bei NovoNorm® nachweisbar und beträgt ca. 10–20 mg/dl

Eine Dosissteigerung bei NovoNorm® auf über 3x 2 mg erbringt keine nennenswerte zusätzliche BZ-Senkung, die Hypoglykämierate ist aufgrund der besseren Steuerbarkeit (Einnahme erfolgt nur, wenn gegessen wird) etwas geringer als bei SH. NovoNorm® ist aufgrund der guten Titrierbarkeit bei Verstoffwechslung über die Leber auch bei fortgeschrittener Niereninsuffizienz einsetzbar

	DPP-4-Inhibitoren: Saxagliptin (Onglyza®), Sitagliptin (Januvia®, Xelevia®), Vildagliptin (Galvus®, Jalra®),
WM	DPP-4-Inhibitoren hemmen das Enzym Dipeptidyl-Peptidase-4 (DPP-4). DPP-4 ist ein geschwindigkeitsbestimmendes Schlüsselenzym für den Abbau des Inkretinhormons Glucagon-like peptide-1 (GLP-1). Durch DPP-4-Hemmung werden die endogenen Konzentrationen erhöht und damit die Wirkung verstärkt. GLP-1 stimuliert glukoseabhängig nur unter Hyperglykämiebedingungen die Insulinsekretion und hemmt die Glukagonsekretion. Diese Wirkungen sind hauptsächlich für die antihyperglykämischen Eigenschaften der DPP-4-Inhibitoren verantwortlich und verschwinden, wenn die Blutzuckerwerte unter den Normalbereich sinken
Ind.	Sitagliptin: Bei Metformin Kontraindikation oder Unverträglichkeit in Monotherapie, wenn Diät und Bewegung den Blutzucker nicht ausreichend senken Alle drei DPP-4-Inhibitoren: in Zweifach-Kombination mit anderen OAD (Metformin, SH bzw. Pioglitazon), Fixkombinationen für Sita- bzw. Vildagliptin/Metformin 850 bzw. 1000 mg vorhanden (Janumet®, Velmetia®, Eucreas®) Sitagliptin: Als Dreifach-Kombination (immer mit Metformin als weiterem Partner) und als AddOn zu bestehender Insulintherapie (mit oder ohne Metformin)
V/N	Keine Hypoglykämiegefahr, Gewichtsneutralität, gute Verträglichkeit

Klinikorientierter Einsatz oraler Antidiabetika

D	Substanz	Therapeutische Dosis	zulässige GFR
	Saxagliptin (z.B. Onglyza®)	1x 5 mg	≥ 50 ml/min
	Sitagliptin (z.B. Januvia®, Xelevia®)	1x 100 mg	≥ 50 ml/min
	Vildagliptin (z.B. Galvus®, Jalra®)	2x 50 mg	≥ 50 ml/min
NW	Hypoglykämien in Kombinationen auf Plazeboniveau; Häufig (≥ 1/100): Kopfschmerzen, Übelkeit, Erbrechen; Selten (≥ 1/10000): Nasopharyngitis, Cephalgien; Sehr selten: Überempfindlichkeitsreaktionen. Bei Vildagliptin: Selten Transaminasenerhöhung		
KI/WH	Unverträglichkeit gegen Wirkstoff oder Bestandteile, bei Schwangerschaft und Stillzeit nicht empfohlen (Nutzen-Risiko-Abwägung), Typ-1-Diabetes, diabetische Ketoazidose		
Klinik	OAD mit zügigem Wirkungseintritt, potentiell gut in der Klinik einsetzbar; wirkt primär auf postprandiale BZ-Werte, die Nüchternblutzuckersenkung beträgt ca. 20–25 mg/dl (1,2–1,4 mmol/l)		

	GLP-1-Mimetika/Analoga: Exenatide (Byetta®), Liraglutid (Victoza®)
WM	Körpereigenes GLP-1 stimuliert glukoseabhängig die Insulinsekretion, hemmt die Glukagonsekretion, verzögert die Magenentleerung und wirkt zentral auf das Sättigungsgefühl. GLP-1-Mimetika/Analoga sind bedingt durch strukturelle Änderungen abbauresistent und haben eine längere Halbwertszeit. Sie müssen s.c. injiziert werden (Peptidhormone)
Ind.	Bei Typ-2-Diabetes in Kombination mit Metformin und/oder SH, wenn unter maximal verträglicher Dosis von Metformin/SH die BZ-Kontrolle nicht erreicht wird, Liraglutid zusätzlich in Kombination mit Metformin und Glitazon

V/N	Keine Hypoglykämien (außer in Kombination mit Sulphonylharnstoffen), Gewichtsverlust (Cave: Non-Responder), keine Endpunktdaten
D	*siehe folgende Tabelle*

Substanz	Startdosis	Höchstdosis	GFR
Exenatide (Byetta®)	2x 5 µg (min. 1 Monat)	2x 10 µg	≥ 30 ml/min
Liraglutid (Victoza®)	1x 0,6 mg (min. 1 Woche)	1x 1,8 mg	≥ 60 ml/min

NW	GI Beschwerden mit Übelkeit, Erbrechen, Durchfall (Exenatide > Liraglutid), Reaktionen an der Injektionsstelle
KI/WH	Typ-1-Diabetes und diabetische Ketoazidose, (Z.n.) Pankreatitis, chronisch entzündliche Darmerkrankungen, Gastroparese, Leberinsuffizienz, C-Zell-Karzinome der Schilddrüse (Liraglutid), für Kinder unter 18 Jahren nicht empfohlen
Klinik	Primär Patienten, bei denen eine Therapie mit Gefahr einer Hypoglykämie kontraindiziert ist (z.B. Berufskraftfahrer) oder die Vermeidung einer Gewichtszunahme im Vordergrund der Therapie steht

Klinikorientierter Einsatz oraler Antidiabetika

Klinikorientierter Einsatz oraler Antidiabetika

Tagestherapiekosten

Wirkstoff	Handelsname	Dosis (mg)	Tagestherapiekosten (€)
Acarbose	Glucobay®	3 x 50 3 x 100	1,18 1,40
Exenatide	Byetta®	2 x 5µ 2 x 10µ	3,94 4,15
Glibenclamid	Euglucon®	3 x 3,5	0,36
Glimepirid	Amaryl®	1 x 1 1 x 2 1 x 3 1 x 4 1 x 6	0,16 0,22 0,28 0,34 0,50
Liraglutid	Victoza®	1 x 0,6 1 x 1,2 1 x 1,8	1,98 3,96 5,95
Metformin	Glucophage®	3 x 500 3 x 850 2 x 1000	0,41 0,46 0,32
Miglitol	Diastabol®	3 x 50 3 x 100	1,11 1,29
Nateglinide	Starlix®	3 x 60 3 x 120	1,20 1,20
Pioglitazon	Actos®	1 x 15 1 x 30 1 x 45	1,42 2,12 2,54
Pioglitazon plus Metformin	Competact®	1 x 15/850	1,06
Repaglinide	Novonorm®	3 x 0,5 3 x 1,0 3 x 2,0	1,17 1,32 1,59
Saxagliptin	Onglyza®	1 x 5,0	1,86
Sitagliptin	Januvia® Xelevia®	1 x 100 1 x 100	1,96 1,96
Sitagliptin plus Metformin	Janumet® Velmetia®	2 x 50/850 2 x 50/1000	1,96 1,96
Vildagliptin	Galvus®, Jalra®	2 x 50 2 x 50	2,08 2,08
Vildagliptin plus Metformin	Eucreas®	2 x 50/850 2 x 50/1000	1,98 1,98

Stand: Lauertaxe vom 15.9.2010.
Angaben ohne Gewähr

Klinikorientierter Einsatz oraler Antidiabetika

Handhabung der Insuline

Handhabung der Insuline:

Welche Insuline sind verfügbar?

Analog (A) Human (H)		Wirkbeginn (min) Wirkmaximum (h) Wirkdauer (h)	Sanofi-Aventis
A	Sehr kurz-wirksame Insuline	10 min. 1 h 3–4 h	Apidra®
H	Kurz-wirksame Insuline (Normal/Altinsuline)	20 min. 2 h 4–6 h	Insuman® Rapid
H	Human-Mischinsuline 15/85 25/75 30/70 50/50	30 min. 2-gipflig 8–12 h	Insuman® Comb 15 Insuman® Comb 25 - Insuman® Comb 50
A / H	Analog-Mischinsuline 25/75 30/70 50/50	10 min. 2-gipflig 8–12 h	- - -
H	Mittellang-wirkende Insuline (NPH)	1–2 h 4–6 h 8–12 h	Insuman® Basal
A	Lang-wirkende Insuline	3–4 h 10–14 h 16–24 h	-
A	Sehr lang-wirkende Insuline	3–4 h 10–16 h 20–30 h	Lantus®

Novo Nordisk	Lilly	Berlin Chemie	Braun Melsungen
NovoRapid®	Humalog®	Liprolog®	-
Actrapid®	Huminsulin® Normal	Berlinsulin® H Normal	B. Braun Rapid
Actraphane® 30 Actraphane® 50	Huminsulin Profil® III -	Berlinsulin® H 30/70 -	Insulin B. Braun Com 30/70 -
NovoMix® 30	Humalog® Mix25 - Humalog® Mix50	Liprolog® Mix 25 - Liprolog® Mix 50	- - -
Protaphane®	Huminsulin Basal®	Berlinsulin® H Basal	Insulin B. Braun Basal
Levemir®	-	-	-
	-	-	-

Handhabung der Insuline

Handhabung der Insuline

Wie sieht die Pharmakodynamik der einzelnen Insuline aus?

Vergleich der Wirkprofile des kurz-wirksamen Insulinanalogons Insulinglulisin mit Humaninsulin

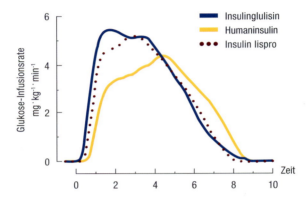

Mod. nach Becker RHA et al. Exp Clin Endocrinol Diabetes 2005; 113 (5): 292-7

Vergleich der Wirkprofile des langwirksamen Insulinanalogons Insulin glargin und von NPH-Insulin

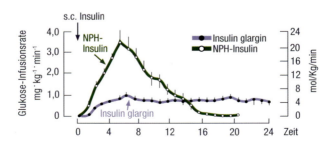

Mod. nach Lepore M et al. Diabetes 2000; 49: 2142-48

Vergleich der Wirkprofile der langwirksamen Insulinanaloga Insulin glargin und Insulindetemir

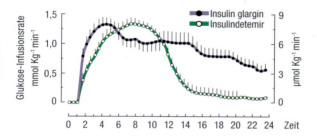

Mod. nach Porcellati F et al. Diabetes Care 2007; 30: 2447-52

Insulinstrategien in der Klinik

Welche Strategie für welchen Patienten?

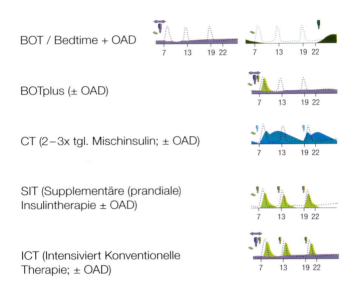

BOT / Bedtime + OAD

BOTplus (± OAD)

CT (2–3x tgl. Mischinsulin; ± OAD)

SIT (Supplementäre (prandiale) Insulintherapie ± OAD)

ICT (Intensiviert Konventionelle Therapie; ± OAD)

Was bedeutet BOT (Basalunterstützte orale Therapie) bzw. Bedtime Insulintherapie?

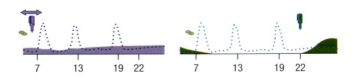

Definition:
Die Therapie besteht aus einer Kombination von langwirksamen (BOT, linke Abbildung) bzw. intermediär wirksamen Insulinen und OAD (rechte Abbildung).

Ziel:
Durch das Basalinsulin einen guten (≤ 100 mg/dl, ≤ 5,6 mmol/l) Nüchtern-BZ erreichen, in Kombination mit den OAD das BZ-Profil tagsüber optimieren.

Indikation:
Erhöhter Nüchternblutzucker (NBZ)

Optionen:
- NPH-Insulin: Spritzzeitpunkt gegen 22.00 – 23.00 h (sog. Bedtime-Insulintherapie)
- Insulin glargin: Flexibler Spritzzeitpunkt morgens, mittags, abends oder spät einmal festgelegt, sollte zum gleichen Zeitpunkt ± 1 h gespritzt werden
- Insulindetemir: Kann variabel gespritzt werden; einmal festgelegt zum gleichen Zeitpunkt ± 1 h. Die Injektion zu einem früheren Zeitpunkt als zum Abendessen ist nicht sinnvoll, da der Effekt auf den Nüchternblutzucker aufgrund der kürzeren Wirkdauer als 24 h nachlässt

Zusatzinformation:
- NPH-Insulin zeigt in Studien im Vergleich zu lang-wirksamen Insulinanaloga gleich bis weniger gute Ergebnisse hinsichtlich der Senkung der HbA_{1c}- bzw. der Nüchternblutzucker-Werte. Dabei ist das Hypoglykämierisiko von NPH-Insulin höher. Tagsüber sind die BZ-Werte unter NPH-Insulin signifikant höher, der Hauptunterschied zwischen NPH-Insulin sowie lang- bzw. sehr lang-wirksamen Insulinanaloga besteht in einer ca. 40 % höheren Rate an nächtlichen Hypoglykämien

- Insulin glargin und Insulindetemir sind vergleichbar effektiv bei der HbA_{1c}-Senkung; Aufgrund der kürzeren Wirkdauer von Insulindetemir ist ggf. eine zusätzliche zweite Gabe notwendig

Insulinstrategien in der Klinik

Was bedeutet BOTplus?

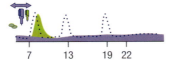

Definition:
Zu einer bestehenden Basalinsulintherapie (BOT) wird ein kurz-wirksames Analoginsulin zur „Problemmahlzeit" (Mahlzeit mit der höchsten postprandialen Auslenkung) gespritzt (BOT ⇨ BOTplus ⇨ ICT).

Ziel:
Von der BOT ausgehend eine einfache Intensivierung der Therapie. Im Rahmen der Progression der Erkrankung kann es bei gutem Nüchternwert und zunehmendem Betazell-Versagen insbesondere zu postprandialen BZ-Anstiegen über den Tag kommen, die gezielt durch eine zunächst einmalige Gabe eines kurz-wirksamen Insulins verbessert werden können. Die einmalige Gabe eines kurz-wirksamen Insulins zur Problemmahlzeit erzeugt einen blutzuckerglättenden Effekt über das gesamte Blutzuckertagesprofil (OPAL-Studie).

Indikation:
- Patienten mit „strengem" HbA_{1c}-Ziel (< 7 % bzw. < 6,5 %), die bei optimalen NBZ durch Senkung der postprandialen BZ-Werte wieder in den Zielbereich gelangen können.
- Geriatrische Patienten mit weniger strengem HbA_{1c}-Ziel (< 8 %), die eine sichere, einfache und effektive Therapiealternative benötigen.

Optionen:
Formal kann diese Therapieform mit verschiedenen Insulinen durchgeführt werden. Studiendaten mit dem Nachweis von Effizienz und Sicherheit sind für Insulin glargin und Insulinglulisin verfügbar (OPAL-Studie).

Was bedeutet CT (Konventionelle Insulintherapie, 2–3x tgl. Mischinsulin)?

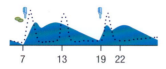

Definition:
In der Regel erfolgt eine zweimalige (selten dreimalige) Gabe eines Mischinsulins (Normalinsulin/kurz-wirksames Analoginsulin + NPH-Insulin/Basal-Analogon) zum Frühstück und Abendessen. Die kurz-wirksamen Anteile sollen Frühstück und Abendessen abdecken, die lang-wirksamen Anteile den Tag (inkl. Mittagessen) und die Nacht.

Ziel:
Erreichung des individuellen HbA_{1c}-Ziels mit 2 Injektionen bei Nicht-Durchführbarkeit einer ICT (Siehe Praxisleitlinie zur Therapie des Typ-2-Diabetes, DDG).

Indikation:
Patienten mit geregeltem Tagesablauf und gleichbleibender Mahlzeitengröße

Zusatzinformation:
Die CT ist eine starre Insulintherapie, die kaum Flexibilität ermöglicht. So besteht bei körperlicher Aktivität eine erhöhte Hypoglykämiegefahr. Bei Mischinsulin bestehend aus Normalinsulin in Kombination mit NPH-Insulin sind häufig Zwischenmahlzeiten notwendig (Siehe Praxisleitlinie zur Therapie des Typ-2-Diabetes, DDG).

Insulinstrategien in der Klinik

Was bedeutet SIT (Supplementäre (prandiale) Insulintherapie)?

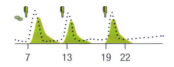

Definition:
3x tägliche Gabe eines kurz-wirksamen Insulins zu den Mahlzeiten.

Ziel:
Bei optimalem Nüchternblutzucker (NBZ) die postprandialen Werte in den individuell festgelegten Zielbereich bringen.

Indikation:
Bei Patienten, deren primäres Problem im Blutzuckertagesprofil die zu hohen BZ-Anstiege durch die Mahlzeiten sind. Allerdings sind Patienten, die zusätzlich in der Nacht steigende BZ-Werte aufweisen, für diese Therapie nicht gut geeignet (ungebremste Glukoneogenese in der Nacht). I.d.R. ist dann eine ICT indiziert.

Zusatzinformation:
Bei einer flexiblen Dosierung ermöglicht die prandiale Insulintherapie (SIT) eine effektive Kontrolle der postprandialen Blutzuckerwerte, insbesondere bei variabler Kohlenhydratmenge. Die Therapie führt durch Optimierung des BZ-Verlaufs über den Tag indirekt auch zu einer Verbesserung des NBZ.
Im Vergleich zu einer BOT führt die SIT allerdings zu größerer Gewichtszunahme und einer höheren Anzahl von Hypoglykämien (APOLLO-Studie, 4T-Studie).

Was bedeutet ICT (Intensiviert Konventionelle Insulintherapie, Basis-Bolus-Therapie)?

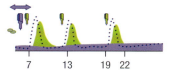

Definition:
Die ICT wird als Goldstandard der Insulintherapie betrachtet, da auf möglichst physiologische Weise Insulin substituiert wird. Ersetzt wird sowohl basales Insulin als auch prandiales Insulin. Die ICT erfordert 4–5 Injektionen pro Tag.

Ziel:
Bedarfsgerechte Insulingabe, effektivste Insulinstrategie

Indikation:
Bei Typ-1-Diabetes (DCCT-Studie). Bei Typ-2-Diabetes zumeist notwendig in einem fortgeschrittenem Diabetes-Stadium oder in der Klinik bei akuten Entgleisungen. Die ICT bietet eine hohe Flexibilität bzgl. Spritzzeitpunkt und -menge, die akute Blutzuckerkorrektur ist einfach umsetzbar.

Zusatzinformation:
Zumeist mit fixen Dosen zu den Mahlzeiten verabreichbar; selten ist bei Typ-2-Diabetes eine kohlenhydratadaptierte Insulindosierung notwendig (nur bei stark variierenden Essmengen, d.h. stark variierendem Kohlenhydratanteil in den Mahlzeiten). Addiert zum vorher festgelegten Mahlzeiteninsulin wird häufig abhängig vom BZ-Wert vor der Mahlzeit Korrekturinsulin (kurz-wirksames Insulin) dazugegeben. Je nach Patient kann dies mittels einer Insulintabelle erfolgen oder mit Hilfe eines Korrekturfaktors berechnet werden. Das Basalinsulin wird i.d.R. in einer fixen Dosis verabreicht. Es gewährleistet einen guten Nüchternwert und hält das Gesamtglukoseniveau stabil.

Klinikorientierte Titration von Insulinen

Praktische Umsetzung und wie beginnen?

Basalunterstützte orale Therapie (BOT); Bedtime Insulin-Therapie

Welcher Patient ist geeignet?
Typ-2-Diabetiker

Unter (multipler) oraler Therapie HbA_{1c}-persistierend über 6,5 % bzw. nüchtern > 100 mg/dl (> 5,6 mmol/l)

Wie starte ich?
Mit Basal-Insulin abhängig vom Nüchtern-BZ (NBZ)

- NBZ 100–150 mg/dl (5,6–8,3 mmol/l) ⇨ (6–) 10 E
- NBZ 150–200 mg/dl (8,3–11,1 mmol/l) ⇨ 10–20 E
- NBZ > 200 mg/dl (11,1 mmol/l) ⇨ mind. 20 E
- NBZ signifikant > 200 mg/dl an ICT denken!

Wie titriere ich weiter?

- Titration der Insulindosis alle 2 Tage bei lang-wirksamen Insulinanaloga (bei NPH-Insulin täglich möglich) bis Nüchtern-Zielwert ≤ 100 mg/dl (≤ 5,6 mmol/l) erreicht ist (s. folgende Tab.)

- Bei NPH-Insulin sind bei einem NBZ unter 130 mg/dl (7,2 mmol/l) gelegentliche Blutzuckerkontrollen um 2.00 Uhr zu empfehlen

- Dosissteigerungen von NPH-Insulin bei insuffizientem Nüchternwert sind wegen erhöhter Hypoglykämie-gefahr nur bei BZ-Werten um 2.00 Uhr von >120 mg/dl (6,7 mmol/l) sinnvoll

Standardtitration* bei Bedtime-/BOT-Therapie	
Nüchtern-Blutzucker	Dosissteigerung (E = Einheiten)
> 180 mg/dl (10,0 mmol/l)	+ 8 E
> 160 mg/dl (8,9 mmol/l)	+ 6 E
> 140 mg/dl (7,8 mmol/l)	+ 4 E
> 120 mg/dl (6,7 mmol/l)	+ 2 E
< 80 mg/dl (4,4 mmol/l)	- 2 E

* In der Klinik wird eine forcierte Titration alle 2 Tage empfohlen.

Basalinsulin plus 1x kurz-wirksames Insulin (BOTplus)

Welcher Patient ist geeignet?

Typ-2-Diabetiker

- Erhöhter HbA_{1c} bei gutem Nüchtern-Wert
- Hypoglykämieprobleme unter einer konventionellen Therapie (CT)
- HbA_{1c} oberhalb des Zielbereichs (> 6,5 %, > 7 %; bei HbA_{1c} Werten > 8, 5 % besser gleich mit ICT beginnen)
- Gut geeignet für geriatrische Patienten (2 Spritzen = gute Compliance)
- Voraussetzung ist ein akzeptabler Nüchternblutzucker um 100 mg/dl (95 – 135 mg/dl) bzw. 5,6 mmol/l (- 7,5 mmol/l)

Wie starte ich?

- Basalinsulin beibehalten (ggf. zunächst Dosistitration des Basalinsulins bei nicht optimalem Nüchternblutzucker)
- 2 (–3) Tage Blutzucker postprandial messen (2 Stunden nach der Mahlzeit)
- Mahlzeit mit höchstem postprandialen Blutzuckeranstieg ist die „Problemmahlzeit" (s. Bsp.)
- Start mit kurz-wirksamen Insulin zur Problemmahlzeit

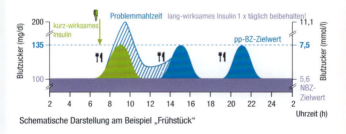

Schematische Darstellung am Beispiel „Frühstück"

Startdosis:
- 20 % der Basalinsulin-Menge (Bsp.: 30 E Basal-Insulin → 6 E kurz-wirksames Insulin)

Klinikorientierte Titration von Insulinen

Wie titriere ich weiter?

<u>Dosistitration abhängig vom postprandialen Blutzucker (tägl. möglich)</u>

- \> 135 bis < 170 mg/dl (> 7,5 bis < 9,4 mmol/l): +1 E
- 170 bis 200 mg/dl (9,4 bis 11,1 mmol/l): +2 E
- \> 200 mg/dl (>11,1 mmol/l): +3 E

Intensiviert Konventionelle Therapie (ICT), Basis-Bolus-Therapie

Welcher Patient ist geeignet?

<u>Typ-1-Diabetiker</u>

- Vorgehen entsprechend geeigneter Algorithmen

<u>Typ-2-Diabetiker</u>

- Bei HbA_{1c} > 6,5 bzw. > 7 % persistierend über drei Monate (günstig: BOT/SIT/CT vorbestehend)
- Ausgeprägte erhöhte Nüchtern- und postprandiale Blutzuckerspitzen
- Möglich auch als primäre Therapiestrategie

  Sondersituationen in der Klinik mit gehäuft vorkommenden BZ-Werten > 200 mg/dl (> 11,1 mmol/l)

  Ziel: Optimierung des kurzfristigen und langfristigen Outcomes (z.B. Optimierung der Wundheilung, Verminderung des Risikos für nosokomiale Infektionen, verbesserte Infektheilung)

Wie starte ich?

Ohne Vortherapie bei bekanntem HbA_{1c} (Insulin naiv)

(Bei Akutentgleisung in der Klinik ohne vorliegenden HbA_{1c} siehe „Sondersituation Klinik" Kapitel 12)

<u>HbA_{1c} < 8 %</u>

- Startdosis: Pro Tag gesamt 0,3 E/kg Körpergewicht (KG)
- Insulinverteilung 40 % Basal-Insulin, 60 % kurz-wirksames Insulin (alternativ bei normalgewichtigen Patienten 50 % : 50 %)

- Verteilung des kurz-wirksamen Insulins im Verhältnis von 2:1:1 zu den Mahlzeiten

Am Beispiel eines 87 kg schweren Patienten wird exemplarisch die Startdosis errechnet:

- 87 kg x 0,3 E/kg Körpergewicht = 26 E Tagesinsulindosis
- Das Verhältnis von Bolus- zu Basal-Insulin wird 60:40 gewählt (alternativ ist auch Verhältnis von 50:50 wählbar)
- Das Bolus-Insulin wird dann in einem Verhältnis von 2:1:1 (Frühstück:Mittagessen:Abendessen) gewählt. Der höchste Insulinbedarf besteht zum Frühstück, daher entsteht die vorgegebene Verteilung. In der Literatur findet man verschiedene andere Bolus-Verhältnisse. Obiges Verhältnis ist aufgrund der Einfachheit gut praktikabel, im Verlauf werden durch Dosistitration vorliegende Ungleichgewichte kompensiert.

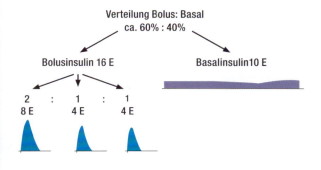

HbA$_{1c}$ > 8 %
- Startdosis: pro Tag gesamt 0,4 E/kg Körpergewicht (bei deutlich höherem HbA1c auch 0,5 E/kg KG möglich)
- Insulinverteilung 60 % kurz-wirksames Insulin, 40 % Basal-Insulin (alternativ bei normalgewichtigen Patienten 50 %:50 %)
- Verteilung des kurz-wirksamen Insulins im Verhältnis von 2:1:1 zu den Mahlzeiten

Bei Akutentgleisung in der Klinik ohne vorliegenden HbA$_{1c}$-Wert siehe „Sondersituation Klinik" Kapitel 12

Klinikorientierte Titration von Insulinen

Supplementäre (prandiale) Insulintherapie (SIT)

Welcher Patient ist geeignet?

Typ-2-Diabetiker
- Wenn $HbA_{1c} \geq 7\%$ und NBZ im Zielbereich
- Primäres Problem im Blutzuckertagesprofil sind die postprandialen BZ-Werte

Wie starte ich?
- Wenn möglich mit Metformin kombinieren
- Sulfonylharnstoffe oder Glinide absetzen

Start-Dosis kann abhängig vom NBZ festgelegt werden:
- NBZ 110–130 mg/dl, 6,1–7,2 mmol/ ($HbA_{1c} > 7\%$)
  ⇨ 0,2 E/kg KG*
- NBZ 130–160 mg/dl, bzw. 7,2–8,9 mmol/l ($HbA_{1c} > 7,5\%$)* ⇨ 0,25 E/kg KG*
- NBZ > 160 mg/dl, bzw. > 8,9 mmol/l ($HbA_{1c} > 8\%$)
  ⇨ 0,3 E/kg KG* (Ist nur selten erfolgreich, da hier ein zu großes basales Defizit vorliegt!)
- Initiale Aufteilung der berechneten Insulinmenge im Verhältnis 2 : 1 : 1

* Bei einem BMI > 30 kann der Faktor um 0,05–0,1 erhöht werden

Wie titriere ich weiter?
- Titration der Insulindosis kann täglich erfolgen
- Zeigt sich trotz Besserung der BZ-Werte am Tag ein BZ-Anstieg über Nacht, empfiehlt sich die zusätzliche Gabe eines Verzögerungs-/Basalinsulins

Konventionelle Insulintherapie (CT)

Welcher Patient ist geeignet?

Typ-2-Diabetiker

- Ausgeprägte erhöhte Nüchtern- und postprandiale Blutzuckerspitzen (HbA$_{1c}$ > 6,5 % persistierend über drei Monate)
- Intensivierte konventionelle Insulintherapie (ICT) nicht umsetzbar

Wie starte ich?

- Bei Patienten, deren BZ-Problem hauptsächlich nach dem Frühstück/bis zum Mittagessen besteht, ein 50/50 Mischinsulin wählen
- Bei Patienten, deren BZ-Problem hauptsächlich nach dem Mittagessen/am Nachmittag besteht, ein 25/75 bzw. 30/70 Mischinsulin wählen
- Insulinverteilung 2/3 morgens, 1/3 abends
- Sulfonylharnstoffe, Glinide absetzen
- Wenn möglich mit Metformin kombinieren

Startdosis:

HbA$_{1c}$ < 7,5 %

(Im Blutzuckertagesprofil sind die Werte zumeist unter 200 mg/dl, 11,1 mmol/l)

- Startdosis 0,2 E/kg KG/Tag*

HbA$_{1c}$ > 7,5 %

(Im Blutzuckertagesprofil sind die Werte wiederholt über 200 mg/dl, 11,1 mmol/l)

- Startdosis 0,3 E/kg KG/Tag*

HbA$_{1c}$ > 9,0 %

(Im Blutzuckertagesprofil sind die Werte fast immer über 200 mg/dl, 11,1 mmol/l)

- Startdosis 0,4 E/kg KG/Tag*

* Bei einem BMI > 30 kann der Faktor um 0,05–0,1 erhöht werden

Klinikorientierte Titration von Insulinen

Wie titriere ich weiter?

- Dosistitration täglich möglich
- BZ-Problem tagsüber ⇨ Morgendosis schrittweise um + 10 bis + 20 % erhöhen
- BZ-Problem nach dem Abendessen bzw. erhöhte Nüchternwerte ⇨ Abenddosis um + 10 bis + 20 % erhöhen (Cave: Gefahr nächtlicher Hypoglykämien zwischen 0.00 und 2.00 Uhr)

Klinikorientierte Titration von Insulinen

Sondersituation entgleister Blutzucker

Worauf muss ich achten, wie gehe ich vor?

Z.B. Infekt getriggert oder auch peri-/post-operativ sind erhebliche Blutzuckerentgleisungen mit BZ-Werten über 200–250 mg/dl (11,1–13,9 mmol/l) nicht selten. Die alleinige Gabe von kurz-wirksamen Insulin zur Korrektur ist nicht ausreichend, ebenso ist oftmals die alleinige Substitution des basalen Defizits nicht zielführend. Ideal wäre, bereits das Auftreten erhöhter Werte zu verhindern/zu reduzieren, bzw. möglichst rasch eine Rekompensation zu erreichen. Dies ist in vielen Fällen nur durch eine Basis-Bolus-Therapie möglich, bestehend aus:

- Basalinsulin
- Prandiales kurz-wirksames Insulin (fix zur Mahlzeit)
- Kurz-wirksames Korrekturinsulin (zusätzlich zum Mahlzeiteninsulin)

Der Tagesinsulinbedarf variiert erheblich, bei ausgeprägten BZ-Entgleisungen hat sich jedoch gezeigt, dass eine Startdosierung von **0,5 E/kg Körpergewicht** nahezu ohne Gefahr der Hypoglykämie als Startdosis gewählt werden kann. Nach Berechnung/Festlegung der Startdosierung ist eine tägliche ICT-Dosistitration notwendig (s. Kapitel 10).

Sondersituation entgleister Blutzucker

Praktische Beispiele zur Dosistitration

Folgende Grundregeln sind zu beachten:

Startdosis festlegen

Nach Standard-Formel:
Tagesinsulinbedarf = Faktor (s. Kapitel 11) x kg

40 % (-50 %) basal, (50-) **60 %** prandial, Verteilung des prandialen Insulins im Verhältnis 2 : 1 : 1 zu den Mahlzeiten

Insulintabelle erstellen (s. Seite 57)

Diese Maßnahme hat sich bewährt, da:

- insbesondere die Pflege hiermit sehr gut umgehen kann,
- die Insulintabellen im Klinik-PC hinterlegbar sind und somit
- jederzeit (d.h. bei Bedarf täglich) die Insulindosen angepasst werden können.

Messen vor den Hauptmahlzeiten + 22.00 h
(Minimalprogramm)

BZ-Problem suchen
(Verursacher/Auslöser finden, ggf. Muster erkennen)

Wie ist der BZ-Verlauf in der Nacht?
(Welchen Effekt zeigt das Basalinsulin über die Nacht?)

- BZ steigt bis zum Morgen ⇨ Basalinsulin erhöhen
- BZ verläuft stabil bis zum Morgen ⇨ Basalinsulin belassen
- BZ fällt ab bis zum Morgen ⇨ Basalinsulin nicht erhöhen, bei deutlichem Abfall (spätestens ab ca. 50 mg/dl bzw. ca. 3 mmol/l Abfall) ggf. reduzieren (Patienten sollten nicht mit BZ-Werten unter 100 mg/dl, 5,6 mmol/l in die Nacht gehen; ggf. Zusatz-BE verabreichen)

Wie ist der BZ-Verlauf am Tag?
(Welchen Effekt hat jede Insulingabe zu den einzelnen Mahlzeiten?)

BZ-Verlauf von zwei aufeinander folgenden Mahlzeiten vergleichen:

- Wo ist ein Anstieg/Abfall außerhalb des Zielbereichs?

- Betrifft der Anstieg/Abfall eine spezielle Mahlzeit oder ist er durchgehend?
- Fällt der BZ bei erhöhten Werten vor der Mahlzeit bis zur Folgemahlzeit wieder in den Zielbereich ab? (D.h. ist die Dosis/Korrekturinsulindosis o.k.?)

BZ-Problem beheben

„Feinschliff" = Dosisanpassung um + 10 % (Blutzucker ist 30–50 mg/dl, 2–3 mmol/l vom Zielbereich entfernt)

Deutlicher Effekt auf BZ-Verlauf = Dosisanpassung um + 20 % (Blutzucker ist > 50 mg/dl, > 3 mmol/l vom Zielbereich entfernt)

Erstellung einer Insulintabelle

- Die als Startdosis berechneten prandialen Insulindosen werden für den präprandialen Zielbereich (z.B. 100–150 mg/dl, 5,6–8,3 mmol/l) übernommen
- Die errechnete Basalinsulindosis wird für jedes BZ-Niveau übernommen
- Danach wird ein Korrekturfaktor festgelegt, d.h. es wird festgelegt, um wieviel 1 E kurz wirksames Insulin den Blutzucker voraussichtlich senken wird. Dieser Korrekturfaktor ist interindividuell sehr variabel (10–100 mg/dl, bzw. ca. 1–6 mmol/l Blutzuckersenkung pro 1 Einheit Insulin)
- Bei entgleister Stoffwechsellage, kann initial ein Faktor von 20–30 mg/dl (1–2 mmol/l) Blutzuckersenkung pro 1 E Insulin angenommen werden
- Bei BZ-Werten unter 100 mg/dl (5,6 mmol/l) sollte der Korrekturfaktor „negativ" angewandt werden, d.h. die ausgerechnete prandiale Dosis wird dementsprechend reduziert (dient der Hypoglykämievermeidung)
- In der Folge wird dann täglich das Ergebnis der Insulingaben anhand der Blutzuckerwerte überprüft und die Insulindosen angepasst (siehe Kapitel Dosistitration).

Praktische Beispiele zur Dosistitration

- Beispiel: Entgleister Patient
  80 kg ⇨ 80 kg x 0,5 E/kg KG ⇨ 40 E Tagesinsulinbedarf.
  Davon entfallen 40 % auf das Basalinsulin (16 E) und 60 %
  auf das prandiale Insulin (24 E) im Verhältnis 2 : 1 : 1 wie
  folgt aufgeteilt (also 12 E – 6 E – 6 E)

Präprandiale BZ-Werte	Kurz-wirksames Insulin Frühstück (E)	Kurz-wirksames Insulin Mittagessen (E)	Kurz-wirksames Insulin Abendessen (E)	Lang-wirksames Insulin (E)
unter 100 mg/dl, bzw. 5,6 mmol/l	10	4	4	16
100 – 150 mg/dl, 5,6 – 8,3 mol/	12	6	6	16
151 – 200 mg/dl, 8,3 – 11,1 mmol/l	14	8	8	16
201 – 250 mg/dl, 11,1 – 13,9 mmol/l	16	10	10	16
251 – 300 mg/dl, 13,9 – 16,7 mmol/l	18	12	12	16
> 300 mg/dl, > 16,7 mmol/l	20	14	14	16

Titrations-Beispiele für die ICT/Basal-Bolus-Therapie:

Bei der ICT beeinflussen sowohl Basal- als auch Bolus-Insulin den BZ-Verlauf. Die Dosistitration des Basalinsulins richtet sich im Allgemeinen nach dem Nüchternwert. Die Dosis wird zuerst solange titriert, bis der Nüchternwert im Zielbereich liegt („Fix fasting first"). Die Dosistitration des kurz-wirksamen Insulins richtet sich nach den BZ-Verläufen über den Tag. In seltenen Situationen kann die Änderung einer Mahlzeitendosis die Anpassung des Basalinsulins überflüssig machen.

Anhand der Beispiele soll gezeigt werden, wie man praktisch und logisch konsequent die Insulindosisanpassung bei einer ICT durchführt.

Auch hier gilt: Die Vorschläge sind Orientierungshilfen und keine absoluten Vorgaben.

Bsp. 1 (Einheiten in mg/dl und mmol/l)

BZ	nüchtern	Mittags (prä-prandial)	Abends (prä-prandial)	22.00 h	2.00 h
Tag 2	162/9,0	208/11,5	170/9,4	148/8,2	142/7,9
3	188/10,4	191/10,6	156/8,7	167/9,3	151/8,4

- Problem: BZ Anstieg über Nacht → Basal erhöhen (nach Titrationstabelle Kap. 11)
- Das kurz-wirksame Insulin zu den Mahlzeiten scheint ebenfalls noch nicht ideal (ausgeprägte Schwankungen zu den Mahlzeiten), Über- oder Unterdosierungen sind jedoch nicht vorhanden, so dass zunächst das basale Problem angegangen wird

Bsp. 2 (Einheiten in mg/dl und mmol/l)

BZ	nüchtern	Mittags (prä-prandial)	Abends (prä-prandial)	22.00 h	2.00 h
Tag 2	132/7,3	238/13,2	188/10,4	146/8,1	122/6,8
3	129/7,2	255/14,2	186/10,3	167/9,3	154/8,5

- BZ über Nacht stabil → Basal NICHT ändern (Die Nüchternwerte sind hier zwar noch nicht ideal, jedoch nahe dem Zielbereich (ideal: 100 mg/dl, 5,6 mmol/l). Die Nüchternwerte werden sich automatisch bessern, sobald die Primärprobleme tagsüber optimiert sind)
- Insulin zum Frühstück: BZ vor dem Mittagessen zu hoch, BZ steigt von vor dem Frühstück bis zum Mittagessen an ⇨ Insulindosis zum Frühstück zu gering. Der Anstieg ist deutlich (> 50 mg/dl, > 3 mmol/l) ⇨ Frühstücksdosis um ca. 20 % steigern

Praktische Beispiele zur Dosistitration

- Insulin zum Mittagessen: BZ fällt bis zum Abendessen ab, jedoch nicht in den Zielbereich (leitliniengerecht präprandial < 140 mg/dl, < 7,8 mmol/l), um unter 140 mg/dl bzw. 7,8 mmol/l zu gelangen bedarf es einer weiteren Senkung um ca. 30–50 mg/dl (2–3 mmol/l) ⇨ Insulindosis zum Mittagessen um ca. 10 % steigern
- Insulin zum Abendessen: BZ fällt bis 22.00 Uhr ab, jedoch nicht unter 140 mg/dl (7,8 mmol/l). Bei Patienten ohne ausgeprägte Hypoglykämieneigung die Dosis zum Abendessen um ca. 10 % steigern. Bei Patienten mit eher instabilem BZ-Verlauf die Dosis unverändert lassen
- **Aufgrund des blutzuckeradaptierten Vorgehens können an einem Tag ggf. alle Insulingaben zu den Mahlzeiten angepasst werden!**

Bsp. 3 (Einheiten in mg/dl und mmol/l)

BZ	nüchtern	Mittags (präprandial)	Abends (präprandial)	22.00 h	2.00 h
Tag 2	162/9,0	238/13,2	200/11,1	168/9,3	172/9,5
3	149/8,3	225/12,5	186/10,3	157/8,7	161/8,9

- BZ fällt über Nacht leicht ab → Basal NICHT anheben (Nach Anpassung des Mahlzeiteninsulins prüfen, ob die Dosis insgesamt zu hoch ist)
- Insulin zum Frühstück → BZ steigt bis Mittag signifikant an → Frühstücksdosis am nächsten Tag erhöhen (+ 20 %)
- Insulin zum Mittagessen → BZ fällt bis zum Abendessen, aber nicht bis in den Zielbereich → Mittagsdosis am nächsten Tag erhöhen (+ 10 %)
- Insulin zum Abendessen → BZ fällt bis 22.00 h gering, aber nicht bis in den Zielbereich → Abenddosis am nächsten Tag erhöhen (+ 10 %)

Praktische Beispiele zur Dosistitration

Wechsel der Insulinstrategie

Wann, warum und wie kann ich von einer Insulinstrategie auf eine andere umstellen?

- Kontraindikationen
- Titrationsschemata (Schnelle Aufdosierung in der Klinik, Standardtitration, Patienten-angepasste Option)
- Dosierungen
- Hochdosis

CT → BOT

Welcher Patient ist geeignet?

Typ-2-Diabetiker

- Vereinfachung der Therapie (Wechsel in 1x Gabe)
- Rezidivierende Hypoglykämien unter CT

Wie starte ich?

Startdosis Basalinsulin:

- Basal-Anteil des gesamten Mischinsulins (Morgendosis + Abenddosis) = Startdosis Basalinsulin
- Zugabe von 1–2 oralen Antidiabetika (OAD) (z.B. Metformin 2x 500 – 2x 1000 mg)

Wie titriere ich weiter?

- Titration der Basalinsulin-Dosis alle 2 Tage bis zum Erreichen des Ziel-NBZ ≤ 100 mg/dl bzw. ≤ 5,6 mmol/l

Wie wähle ich den Spritzzeitpunkt für Analoginsuline?

- Insulin glargin: Flexibler Spritzzeitpunkt morgens, mittags, abends oder spät (einmal festgelegt, sollte zum gleichen Zeitpunkt ± 1 h gespritzt werden)
- Insulindetemir: Kann variabel gespritzt werden; einmal festgelegt zum gleichen Zeitpunkt ± 1 h. Die Injektion zu einem früheren Zeitpunkt als zum Abendessen ist nicht sinnvoll, da der Effekt auf den Nüchternblutzucker aufgrund der kürzeren Wirkdauer als 24 h nachlässt

Ggf. kann bei Nichterreichen des Ziel-HbA$_{1c}$ eine zweite Injektion Insulindetemir am Morgen bzw. Mittag eine Verbesserung herbei führen.

Bedtime (NPH-Insulin) → BOT (Insulin glargin, Insulindetemir)

Welcher Patient ist geeignet?
Typ-2-Diabetiker
- Die aufgrund auftretender nächtlicher Hypoglykämieneigung Schwierigkeiten haben, normnahe Nüchtern-Blutzuckerwerte (90 bis 120 mg/dl, 5,0 bis 6,7 mmol/l) zu erreichen
- Mit erhöhten präprandialen Blutzuckerwerten tagsüber
- Die ihre NPH-Insulinsuspension nicht verlässlich/unzureichend mischen
- Die durch nächtliche Hypoglykämien gefährdet sind
- Die Hilfe bei der Insulininjektion benötigen (Insulin glargin kann morgens injiziert werden ⇨ ideal für Pflegedienste)
- Die nicht bis mindestens 22.00 Uhr wach bleiben
- Bei denen die Aufteilung der Dosis des NPH-Insulins ansteht

Wie starte ich?
Startdosis Basalinsulin:
- Umstellung von 1x täglich NPH-Insulin auf 1x täglich Insulin glargin:
  Gesamt-Tagesdosis Insulin glargin: **1:1**
- Die Umstellung von 2x täglich NPH-Insulin auf 1x täglich Insulin glargin:
  Gesamt-Tagesdosis Insulin glargin: **-20 %** der NPH-Insulin Tagesdosis
- Umstellung von 1x täglich NPH-Insulin auf 1x täglich Insulindetemir:
  Gesamt-Tagesdosis Insulindetemir: 1:1

Wechsel der Insulinstrategie

Wie titriere ich weiter?
Titration der Basalinsulin-Dosis bis zum Erreichen des Ziel-NBZ ≤ 100 mg/dl bzw. ≤ 5,6 mmol/l alle 2 Tage (s. Tab. S 46)

Wie wähle ich den Spritzzeitpunkt für Analoginsuline?
- Insulin glargin: Flexibler Spritzzeitpunkt morgens, mittags, abends oder spät (einmal festgelegt, sollte zum gleichen Zeitpunkt ± 1 h gespritzt werden)
- Insulindetemir: Kann variabel gespritzt werden; einmal festgelegt zum gleichen Zeitpunkt ± 1 h. Die Injektion zu einem früheren Zeitpunkt als zum Abendessen ist nicht sinnvoll, da der Effekt auf den Nüchternblutzucker aufgrund der kürzeren Wirkdauer als 24 h nachlässt

Ggf. kann bei Nichterreichen des Ziel-HbA_{1c} eine zweite Injektion Insulindetemir am Morgen bzw. Mittag eine Verbesserung herbei führen

BOT → ICT (alternativ BOTplus)

Welcher Patient ist geeignet?
<u>Typ-2-Diabetiker</u>
- Wenn trotz gutem Nüchternblutzucker (95 – 130 mg/dl, 5,3 – 7,2 mmol/l; ideal ≤ 100 mg/dl, ≤ 5,6 mmol/l) der HbA_{1c} ≥ 6,5 % bzw ≥ 7 % ist
- ppBZ ≥ 140 mg/dl (≥ 7,6 mmol/l)

Wie starte ich?
<u>Startdosis:</u>
- Möglichst mit Metformin kombinieren
- SH oder Glinide absetzen

Verzögerungs-/ Basalinsulin
- wenn Nüchternblutzucker < 100 mg/dl (5,6 mol/l)
  ⇨ Basalinsulindosis in der BOT: - 20 %
- wenn Nüchternblutzucker < 130 mg/dl (< 7,2 mmol/l)
  ⇨ Basalinsulindosis belassen

- wenn Nüchternblutzucker > 130 mg/dl (> 7,2 mmol/l)
  ⇨ Zunächst Basalinsulin titrieren bis der Nüchtern-Zielwert erreicht ist

Berechnung des kurz-wirksamen Insulin erfolgt nach folgender Formel:

- HbA_{1c} > 7 % ⇨ 0,2 E/kg KG* kurz-wirksames Insulin
- HbA_{1c} > 7,5 % ⇨ 0,25 E/kg KG* kurz-wirksames Insulin
- HbA_{1c} > 8 % ⇨ 0,3 E/kg KG* kurz-wirksames Insulin

Initiale Aufteilung der berechneten Insulinmenge im Verhältnis 2:1:1

*Bei einem BMI > 30 kann der Faktor um 0,1 erhöht werden

Wie titriere ich weiter?

- Kurz-wirksame Insuline können täglich titriert werden (10–20 % Dosisänderung möglich)
- Basalinsuline sollten maximal nur alle 2 Tage titriert werden (nach Höhe des NBZ)
- NPH-Insulin kann täglich titriert werden

Wie wähle ich den Spritzzeitpunkt für Analoginsuline?

- Insulin glargin: Flexibler Spritzzeitpunkt morgens, mittags, abends oder spät (einmal festgelegt, sollte zum gleichen Zeitpunkt ± 1 h gespritzt werden)
- Insulindetemir: Kann variabel gespritzt werden; einmal festgelegt zum gleichen Zeitpunkt ± 1 h. Die Injektion zu einem früheren Zeitpunkt als zum Abendessen ist nicht sinnvoll, da der Effekt auf den Nüchternblutzucker aufgrund der kürzeren Wirkdauer als 24 h nachlässt

  Ggf. kann bei Nichterreichen des Ziel-HbA_{1c} eine zweite Injektion Insulindetemir am Morgen bzw. Mittag eine Verbesserung herbei führen

Wechsel der Insulinstrategie

BOTplus → ICT

Welcher Patient ist geeignet?
<u>Typ-2-Diabetiker</u>
- Wenn trotz gutem Nüchternblutzucker (95–130 mg/dl, 5,3–7,2 mmol/l; ideal ≤ 100 mg/dl, ≤ 5,6 mmol/l) bzw. Titration des kurz-wirksamen Insulins zur „Problemmahlzeit" der HbA_{1c} oberhalb des individuellen Zielbereiches liegt

Wie starte ich?
- Bei vergleichbar großen Mahlzeiten zeigt sich eine typische Mahlzeiteninsulinverteilung von 2 : 1 : 1
- Dementsprechend kann das Insulin zu den neu mit kurz-wirksamen Insulin bedachten Mahlzeiten als Startdosis gewählt werden

Wie titriere ich weiter?
- Kurz-wirksame Insuline können täglich titriert werden (10–20 % Dosisänderung möglich)
- Basalinsuline sollten maximal nur alle 2 Tage titriert werden (nach Höhe des NBZ)
- NPH-Insulin kann täglich titriert werden

CT → ICT

Welcher Patient ist geeignet?
<u>Typ-2-Diabetiker</u>
- Erhöhte Hypoglykämierate unter CT
- Insuffizienter HbA_{1c} unter CT
- Notwendigkeit größerer Flexibilität

Wie starte ich?

Startdosis:

- Festlegung der ICT-Gesamtinsulindosis:

  HbA_{1c} < 7 % oder rezidivierende Hypoglykämien unter CT: CT-Gesamttagesdosis - 20 % = ICT-Dosis

  HbA_{1c} > 7 %: CT-Gesamttagesdosis = ICT-Dosis

  HbA_{1c} > 8 %: CT-Gesamttagesdosis + 20 % = ICT-Dosis

- Aufteilung der Gesamtinsulindosis auf den Basal- und Bolusanteil:

  Bolusinsulin = Mahlzeiteninsulin = 60 % (alternativ 50 %) der Gesamtinsulindosis

  Basalinsulin = 40 % (alternativ 50 %) der Gesamtinsulindosis (Cave: bei NPH-Insulin zur Nacht wird die ermittelte Dosis um weitere 20 % reduziert)

  Bolusinsulin = Mahlzeiteninsulin = 60 % (alternativ 50 %) der Gesamtinsulindosis

- Aufteilung des Bolusinsulins (Mahlzeiteninsulins) im Verhältnis 2:1:1

Wie titriere ich weiter?

Messen vor den Hauptmahlzeiten + 22.00 h
(Minimalprogramm)

BZ-Problem suchen
(Verursacher/Auslöser finden, ggf. Muster erkennen)

Wie ist der BZ-Verlauf in der Nacht?
(Welchen Effekt zeigt das Basalinsulin über die Nacht?)

- BZ steigt bis zum Morgen ⇨ Basalinsulin erhöhen
- BZ verläuft stabil bis zum Morgen ⇨ Basalinsulin belassen
- BZ fällt ab bis zum Morgen ⇨ Basalinsulin nicht erhöhen, bei deutlichem Abfall (spätestens ab ca. 50 mg/dl bzw. ca. 3 mmol/l Abfall) ggf. reduzieren (Patienten sollten nicht mit BZ-Werten unter 100 mg/dl bzw. 5,6 mmol/l in die Nacht gehen; ggf. Zusatz-BE verabreichen)

Wechsel der Insulinstrategie

Wie ist der BZ-Verlauf am Tag?
(Effekt jeder Insulingabe für die einzelnen Mahlzeiten betrachten)

BZ-Verlauf von zwei aufeinander folgenden Mahlzeiten vergleichen:

- Wo ist ein Anstieg/Abfall außerhalb des Zielbereichs?
- Betrifft der Anstieg/Abfall eine spezielle Mahlzeit oder ist er durchgehend?
- Fällt der BZ bei erhöhten Werten vor der Mahlzeit bis zur Folgemahlzeit wieder in den Zielbereich ab? (D.h. ist die Dosis/Korrekturinsulindosis o.k.?)

BZ-Problem beheben

„Feinschliff" = Dosisanpassung um + 10 % (Blutzucker ist 30–50 mg/dl, bzw. 2–3 mmol/l vom Zielbereich entfernt)

Deutlicher Effekt auf BZ-Verlauf = Dosisanpassung um + 20 % (Blutzucker ist > 50 mg/dl bzw. > 3 mmol/l vom Zielbereich entfernt)

Wie wähle ich den Spritzzeitpunkt der Insuline?

- NPH-Insulin sollte nicht vor 22 Uhr gespritzt werden, ggf. kann bei Nichterreichen des Ziel-HbA_{1c} eine zweite Injektion von NPH-Insulin am Morgen bzw. Mittag eine Verbesserung herbei führen
- Insulin glargin: Flexibler Spritzzeitpunkt morgens, mittags, abends oder spät (einmal festgelegt, sollte zum gleichen Zeitpunkt ± 1 h gespritzt werden)
- Insulindetemir: Kann variabel gespritzt werden; einmal festgelegt zum gleichen Zeitpunkt ± 1 h. Die Injektion zu einem früheren Zeitpunkt als zum Abendessen ist nicht sinnvoll, da der Effekt auf den Nüchternblutzucker aufgrund der kürzeren Wirkdauer als 24 h nachlässt

  Ggf. kann bei Nichterreichen des Ziel-HbA_{1c} eine zweite Injektion Insulindetemir am Morgen bzw. Mittag eine Verbesserung herbeiführen

Prandiale Insulintherapie → ICT

Welcher Patient ist geeignet?

Typ-2-Diabetiker

- Wenn trotz guter BZ-Werte am Tag der HbA$_{1c}$ ≥ 7 %
- Wenn NBZ > 100 mg/dl, > 5,6 mmol/l
  (ppBZ idealerweise < 140 mg/dl, < 7,6 mmol/l)

Wie starte ich?

Startdosis:

Basal-Insulin abhängig vom Nüchtern-BZ

- NBZ 100–150 mg/dl (5,6–8,3 mmol/l) ⇨ 6–10 E
- NBZ 150–200 mg/dl (8,3–11,1 mmol/l) ⇨ 10–14 E
- NBZ > 200 mg/dl (> 11,1 mmol/l) ⇨ mind. 14 E

- Bei nahe normoglykämen BZ-Werten am Tag sollte die Dosis des kurz-wirksamen Insulins zu den Mahlzeiten zunächst um 20 % reduziert werden.
- Möglichst mit Metformin kombinieren
- Nicht mit SH oder Gliniden kombinieren

Wie titriere ich weiter?

- Kurz-wirksame Insuline können täglich titriert werden (10–20 % Dosissteigerung möglich)
- Basalinsuline sollten maximal nur alle 2 Tage titriert werden (nach Höhe des Nüchtern-Wertes)
- NPH-Insulin kann täglich titriert werden

Wechsel der Insulinstrategie

ICT mit Normalinsulin → ICT mit kurz-wirksamen Analoginsulinen

Welcher Patient ist geeignet?

Typ-2-Diabetiker

- ppBZ-Spitzen (≥ 140 mg/dl, ≥ 7,6 mmol/l) sind mit Humaninsulin nicht ausreichend kontrollierbar
- Spritz-Ess-Abstand nicht praktikabel

Wie starte ich?

- Üblicherweise dosisgleich (1 : 1) umsetzen
- Bei insulinsensitiven Patienten kann Insulinglulisin um -10 % reduziert werden
- Möglichst mit Metformin kombinieren

Wie titriere ich weiter?

- Kurz-wirksame Insuline können täglich titriert werden (10–20 % Dosissteigerung möglich)
- Basalinsuline sollten maximal nur alle 2 Tage titriert werden (nach Höhe des Nüchternwertes)
- NPH-Insulin kann täglich titriert werden

ICT mit NPH-Insulin → ICT mit lang-wirksamen Analoginsulinen

Welcher Patient ist geeignet?

Typ-2-Diabetiker
- Hypoglykämieneigung, insbesondere nachts
- Nicht akzeptabler NBZ
- Dawn-Phänomen

Wie starte ich?

Startdosis:
- 1x NPH-Insulin ⇨ 1x Insulin glargin/ggf. 1x Insulindetemir Dosisgleich (1 : 1) umsetzen

- 2x NPH-Insulin
  ⇨ 1x Insulin glargin/ggf. 1x Insulindetemir: NPH-Insulin-Gesamtdosis -20 % = neue Dosis
  ⇨ 2x Insulindetemir Dosisgleich (1 : 1) umsetzen

Wie titriere ich weiter?

Dosistitration:
- Analog-Basalinsuline sollten maximal nur alle 2 Tage titriert werden (nach Höhe des NBZ)
- NPH-Insulin kann täglich titriert werden
- Kurz-wirksame Insuline können täglich titriert werden (Dosisanpassungen in Schritten von 10–20 % sind üblich)

Deeskalation einer Insulintherapie

Die Deeskalation der Insulintherapie, also eine strukturierte Dosisreduktion, folgt einer vergleichbaren Logik wie die Dosisanhebung.

Eine Dosisreduktion betrifft vor allem Patienten, deren ausgeprägte Blutzuckerentgleisung (z. B. im Rahmen einer akuten Erkrankung) mit Insulin therapiert wurde. Besonders zu erwähnen sind Patienten mit erhöhten Infektionsparametern sowie postoperative Patienten.

Mit nachlassendem „Stress" oder nachlassenden Entzündungsparametern geht eine Verbesserung der Insulinsensitivität einher, d. h. der Insulinbedarf sinkt.

Insgesamt sollte spätestens die Dosisreduktion erfolgen, wenn erstmals BZ-Werte < 100 mg/dl (< 5,6 mmol/l) gemessen werden.

Ein bei Aufnahme bestimmter HbA_{1c}-Wert hilft bereits während des stationären Aufenthaltes einzuschätzen, wie die Stoffwechsellage vor der akuten Erkrankung war:

- Bestand die Entgleisung bereits viele Wochen vor der stationären Aufnahme?
- War die Insulintherapie nur im Rahmen der akuten Erkrankung notwendig?
- Kann der Patient mit oder ohne Insulin nach Hause entlassen werden?

Die Dosisreduktion sollte in ähnlichen Schritten, also in der Regel in -10 % bzw. -20 % Schritten erfolgen (wie bei der Dosissteigerung).

Bei z.B. rapidem Fall des CRP, also bei rascher Infektheilung, kann eine Dosisreduktion auch in größeren Schritten notwendig werden.

CAVE: Sollte eine Hypoglykämie auftreten, wird oftmals der Fehler begangen, die Insulintherapie abrupt komplett abzusetzen. Dies ist praktisch nie zielführend. Hier gilt:

- „Auslöser für die Hypoglykämie finden, diese Dosis reduzieren"
- Es wird die Dosis reduziert, die den niedrigen BZ ausgelöst hat
- Die Dosisreduktion folgt den Grundsätzen der Dosisanhebung

Bsp.: Vor dem Abendessen wird erstmals ein Wert von 65 mg/dl (3,6 mmol/l) gemessen ⇨ Auslöser ist eine zu hohe Insulindosis zum Mittagessen, dementsprechend wird die Mittagsdosis ab dem nächsten Tag reduziert.

Insulintherapie unter besonderen Bedingungen

Metformintherapie

Vor elektiven operativen Eingriffen oder Kontrastmittelexposition (KM-Exposition) wird eine 48-stündige Metforminpause zur Vermeidung einer Laktatazidose empfohlen.

Bei stationärer Aufnahme schwer erkrankter Patienten sollte Metformin grundsätzlich pausiert werden, da es hier insbesondere kurzfristig zur Einschränkung der Nierenfunktion kommen kann, was die Gefahr einer Laktatazidose erhöht.

Unter Abwägung der Risiken kann bei dringlichen OP-Indikationen bzw. notwendiger KM-Exposition (z.B. Herzkatheter, CT mit KM) hiervon abgewichen werden.

Das Pausieren von Metformin führt zu einem durchschnittlichen Anstieg des Blutzuckers um ca. 30 mg/dl (ca. 2 mmol/l), so dass je nach zusätzlich zu erwartenden „Stressfaktoren" eine Insulintherapie erfolgen kann.

Statt der Einnahme von Metformin hat sich die Applikation von zunächst 12 E Insulin glargin s.c. aufgrund der gleichmäßigen ca. 24-stündigen Wirkung als effektiv erwiesen. Alternativ sind wiederholte Gaben von kurz-wirksamen Insulin nach Bedarf möglich.

Postoperativ bzw. postinterventionell erfolgt die entsprechende Rückumstellung auf Metformin, sobald orale Kost wieder sicher vertragen wird, bzw. 2 Tage nach KM-Exposition. Voraussetzung für die Einnahme ist ein komplikationsloser Verlauf.

Bei Patienten, die kurzfristig in die Klinik kommen z.B Aufnahme am Morgen des OP-Tages, ist eine ambulante Umstellung auf Insulin glargin nicht praktikabel, so dass die erste Gabe von Insulin glargin bei Klinikaufnahme erfolgen kann.
Insulin glargin kann problemlos auch am Vormittag gespritzt werden und gewährleistet umgehend nach Aufnahme und somit wie gewünscht, bereits vor dem Eingriff eine optimierte Stoffwechsellage.

Peri-/postoperative Insulintherapie

Idealerweise ist die Blutzuckereinstellung bereits Wochen vor der Operation im Zielbereich, da hierdurch das postoperative Outcome günstig beeinflusst wird: Die postoperativen Komplikationsraten sind geringer, die Heilungschancen und Heilungsdauer sind besser. Bei insuffizienter Stoffwechsellage sollten elektive Operationen verschoben und zunächst eine Stoffwechseloptimierung angestrebt werden.

Besonders relevant ist der Blutzuckerverlauf während und nach dem Eingriff:

- Der peri-/postoperative Blutzuckerzielbereich liegt zwischen 140 mg/dl (7,8 mmol/l) bis maximal 180 mg/dl (10 mmol/l), wenn ohne Hypoglykämie erreichbar, auch darunter

- Interoperativ sollte der Blutzucker wegen der Gefahr postoperativer Komplikationen idealerweise normoglykäm sein, Hyper- und Hypoglykämien sollen vermieden werden.

- Auf Intensivstationen gilt ebenfalls zunächst der Zielbereich 140–180 mg/dl (7,8–10,0 mmol/l). Niedrigere Werte (110–140 mg/dl, 6,1–7,8 mmol/l) werden als günstiger angesehen, solange schwere Hypoglykämien (< 40 mg/dl, < 2 mmol/l) vermieden werden. Dies ist nur realisierbar bei konsequenten Blutzuckermessungen in regelmäßigen Abständen (1–2 stündlich)

- Handelt es sich um elektive Eingriffe, ist ein OP-Termin am Morgen ideal, da die zu ergreifenden Maßnahmen (s. Tabellen ab S. 76) am einfachsten umsetzbar sind

- Operative Eingriffe bedeuten perioperativen Stress, weshalb in den meisten Fällen von einem höheren Blutzuckerverlauf ausgegangen werden muss

- Prinzipiell wird die bisherige Therapie mit der ersten postoperativ eingenommenen oralen Mahlzeit wieder begonnen (Ausnahme Metformin bzw. Acarbose bei Darmeingriffen)

Insulintherapie unter besonderen Bedingungen

Das individuelle Vorgehen ist abhängig vom geplanten Eingriff:

- Kurze Eingriffe (< 1 h), z.B. Schrittmacherimplantation; orale Nahrungswiederaufnahme am gleichen Tag üblich

- Mittlere Eingriffe (1–3 h), z.B. Schilddrüsen-OP; i.d.R. orale Nahrungsaufnahme und Normalstation am Folgetag möglich

- Lange Eingriffe (> 3 h): z.B. Darm-OPs; evtl. längerer Aufenthalt auf Intensivstation, evtl. parenterale Ernährung > 1 Tag

Bisherige Therapie	Peri-/postoperatives Vorgehen Kurze Eingriffe (< 1 h) und mittlere Eingriffe (1–3 h)
Bisher OAD-Therapie*	Metformin: Pausieren (s.o.) Sulfonylharnstoffe (SH): - Am OP-Tag pausieren - Bei oraler Nahrungsaufnahme bereits am OP-Tag: Normalinsulin zu den Mahlzeiten Glinide, Acarbose: - Einnahme nur bei Mahlzeitenaufnahme DPP-4-Inhibitor, Glitazone: - Einnahme möglich (keine Hypoglykämie-Gefahr) Ggf. bereits prä-OP Normalinsulin s.c. zur Korrektur nach Schema, falls BZ nicht im Zielbereich
Bisher BOT/Bedtime	Basalinsulin beibehalten OAD: Vorgehen wie bei „Bisheriger OAD-Therapie" bei kurzen und mittleren Eingriffen

* Nach DDG-Leitlinie sind hier GLP-1-Analoga subsumiert. Vorgehen wie bei DPP-4-Inhibitoren

Peri-/postoperatives Vorgehen
Lange Eingriffe (> 3 h)

Metformin:
Siehe Vorgehen bei Metformin
DPP-4-Inhibitor, Glitazone:
- Pausieren

OAD-Therapie:
- Siehe Vorgehen bei kurzen und mittleren Eingriffen
  Alternativen:
- Verabreichung von 12 E Insulin glargin s. c.
- Blutzuckersteuerung während und nach der OP mit Perfusor (kurz-wirksame Insuline)

- Die bisherige Therapie kann mit Beginn der ersten Mahlzeit wieder aufgenommen werden
- Bei Insulinbedarf > 24 E über die letzten 24 h bei Absetzen des Insulinperfusors bedarf es einer strukturierten Insulintherapie, zumeist einer ICT (s. Kapitel Intensivmedizin)

- Basalinsulin am Vortag der OP wie immer spritzen
- Blutzuckersteuerung während und nach der OP häufig mit Perfusor (kurz-wirksame Insuline)
  (Der Insulinbedarf unter Perfusortherapie am OP-Tag ist bei einer Therapie mit am Vorabend gespritztem Insulin glargin aufgrund der Wirkdauer geringer)

Insulintherapie unter besonderen Bedingungen

Bisherige Therapie	Peri-/postoperatives Vorgehen Kurze Eingriffe (< 1 h) und mittlere Eingriffe (1–3 h)
Bisher CT (2x Mischinsulin)	- Vorabend der OP: Übliche Mischinsulindosis zum Abendessen spritzen - OP Tag: 30 % des Verzögerungsanteils der Morgendosis in Form von lang-wirksamem Insulin spritzen OAD: Vorgehen wie bei „Bisheriger OAD-Therapie" bei kurzen und mittleren Eingriffen
Bisher ICT mit Insulin glargin	- Insulin glargin beibehalten - Kurz-wirksames Insulin pausieren und wieder mit der ersten Mahlzeit geben Ggf. Korrekturinsulin vor der OP geben
Bisher ICT mit Insulindetemir 1x oder 2x täglich	- Insulindetemir beibehalten (letzte Gabe Vorabend/Nacht, ggf. morgens am OP Tag) - Kurz-wirksames Insulin pausieren und wieder mit der ersten Mahlzeit geben Ggf. Korrekturinsulin vor der OP geben
Bisher ICT mit 1x NPH vor dem zu Bett gehen	- NPH-Insulin am Vortag beibehalten - Kurz-wirksames Insulin wieder mit der ersten Mahlzeit geben - OP-Tag: Überbrückung mit einer morgendlichen Gabe von 25 % der nächtlichen NPH-Insulin-Dosis
Bisher ICT mit 2x NPH-Insulin	- NPH-Insulin am Vortag beibehalten - Kurz-wirksames Insulin wieder mit der ersten Mahlzeit geben - OP-Tag: Überbrückung mit einer Gabe von 30 % der morgendlichen NPH-Insulin-Dosis

Peri-/postoperatives Vorgehen
Lange Eingriffe (> 3 h)

- Vorabend der OP: Übliche Mischinsulindosis zum Abendessen spritzen

Am OP Tag:

OP am Vormittag: Direkt mit Insulinperfusor im OP beginnen

OP am Nachmittag: Bis zur Perfusortherapie mit 50 % des morgendlichen Verzögerungsinsulinanteils überbrücken

Ggf. zusätzlich Korrekturinsulin bei Bedarf

- Insulin glargin bei Abendgabe beibehalten

(Der Insulinbedarf unter Perfusortherapie am OP Tag ist bei einer Therapie mit am Abend gespritztem Insulin glargin aufgrund der Wirkdauer am geringsten)

- Kurz-wirksames Insulin wieder mit der ersten Mahlzeit geben

Am OP Tag:

OP am Vormittag: Direkt mit Insulinperfusor beginnen

OP am Nachmittag: Bei Patienten, die Insulin glargin morgens spritzen, mit kurz-wirksamem Insulin bis zur OP überbrücken, dann mit Perfusor beginnen. Nach der OP weitere Überbrückung bis zum nächsten Morgen.

- Insulindetemir zur Nacht beibehalten
- Kurz-wirksames Insulin wieder mit der ersten Mahlzeit geben

Am OP Tag:
- OP am Vormittag: Direkt mit Insulinperfusor beginnen
- OP am Nachmittag:
  - 1x Detemir: Den Vormittag mit 25 % der Nachtdosis überbrücken
  - 2x Detemir: Den Vormittag mit 50 % der morgendlichen Dosis überbrücken
  - Im OP mit Perfusor beginnen

- NPH-Insulin am Vortag beibehalten
- Kurz-wirksames Insulin wieder mit der ersten Mahlzeit geben

Am OP Tag: Direkt mit Perfusor beginnen

- OP am Nachmittag: Überbrückung mit einer morgendlichen Gabe von 25 % der nächtlichen NPH-Insulin-Dosis

- NPH-Insulin am Vortag beibehalten
- Kurz-wirksames Insulin wieder mit der ersten Mahlzeit geben

Am OP Tag: Direkt mit Perfusor beginnen

- OP am Nachmittag: Überbrückung mit einer Gabe von 30 % der morgendlichen NPH-Insulin-Dosis

Insulintherapie unter besonderen Bedingungen

Insulintherapie unter besonderen Bedingungen

Intensivmedizin/Notfälle

Hypoglykämie

Die Hypoglykämie wird in unterschiedlichen Leitlinien häufig divergent definiert, in Deutschland gilt:

<u>Leichte Hypoglykämie:</u>
Blutzucker < 50 mg/dl (< 2,8 mmol/l)
- Patient ist selbstständig in der Lage sich zu helfen
- In den USA wird die Hypoglykämie ab Werten unter 70 mg/dl (3,9 mmol/l) definiert, da hier erstmalig körpereigene Mechanismen einem weiteren Blutzuckerabfall entgegen wirken

<u>Schwere Hypoglykämie:</u>
- Patient ist auf Fremdhilfe angewiesen
- Im Extremfall Bewusstlosigkeit oder Krampfanfall möglich

<u>Mögliche Auslöser:</u>
- Zu viel Insulin gespritzt
- Zu wenig Kohlehydrate gegessen (gar nicht gegessen)
- In den Muskel/i.v. injiziert
- Zu große Mengen Alkohol getrunken
- Erhöhte Glukosevariabilität bedingt durch variierende Insulinresorption bei Lipodystrophien
- Fortgeschrittene Niereninsuffizienz, insulinotrope OAD-Therapie (insb. SH) Insulintherapie, Nebennierenrindeninsuffizienz erhöhen das Hypoglykämierisiko

Therapie:

Patient bei Bewusstsein: 1–2 Broteinheiten (BE) oral ≙ 4 Plättchen Traubenzucker, alternativ 200 ml „echte" Cola (keine Light-Produkte!) oder 200 ml Fruchtsaft.

Patient bewusstlos: Glukose i.v. als Bolus.

Um 2 BE (24 gr. Kohlehydrate) in Form von Glukose i.v. zu verabreichen, benötigt man **60 ml 40 %ige Glukose** bzw. 120 ml 20 %ige Glukose bzw. 240 ml 10 %ige Glukose bzw. 480 ml Glukose 5 %ige Glukose. (Es empfiehlt sich im Notfall die Verwendung hochprozentiger Glukoselösungen, auch wenn hierdurch eine Venenreizung in Kauf genommen werden muss).

Wird der Patient nicht innerhalb weniger Minuten wach: Vorgang wiederholen, bzw. im Verlauf andere/zusätzliche Ursachen bedenken.

Weitere Option (für Zuhause): 1 mg Glukagon s. c. (Wegen der Gefahr des Erbrechens ist hier insbesondere die stabile Seitenlage wichtig!).

CAVE: Prolongierte Hypoglykämien bei Sulfonylharnstofftherapie:

- Regelmässig anfänglich alle 2 Stunden BZ-Kontrollen
- Ggf. Glukose 5 % für die ersten Stunden nach einer schweren Hypoglykämie anordnen

Insulintherapie unter besonderen Bedingungen

Hyperglykämisches/Hyperosmolares Koma

- Auftreten typischerweise bei (älteren) Patienten mit Typ-2-Diabetes i. R. eines temporär erhöhten Insulinmangels (z. B. durch schwere Infekte)

- Typisch sind BZ-Werte von > 600 mg/dl (> 33,3 mmol/l), nicht selten deutlich höher

- Der hohe Blutzucker bedingt eine erhöhte Serum-Osmolarität (> 320 mosm/kg sind möglich); pH-Wert zumeist > 7,3; HCO_3 i. d. R. > 15 mEq/l; Plasma- oder Urin-Ketone lassen sich nur in geringer Konzentration nachweisen; hochgradige Exsikkose (häufig Flüssigkeitsdefizit >10 l)

- Klinisch auffällig zu Beginn meist durch langsam zunehmende neurologische Symptomatik mit zunehmender Eintrübung; Zeichen der meningealen Reizung bis hin zu Krampfanfällen möglich; oft präranales Nierenversagen

Therapie:

- Primär Ausgleich des Flüssigkeitsdefizits, u.U. unterstützt durch hypoosmolare Lösungen (NaCl 0,45 %), Die Flüssigkeitssubstitution erfolgt unter Volumenbilanzierung mit ZVD-Kontrolle. Nur in seltenen Fällen mit pH < 7,2 ist ggf. ein Azidoseausgleich notwendig. Regelmäßige Kaliumkontrollen und Substitution beachten

- BZ-Senkung mittels Insulinperfusor mit initialem Bolus von 8–10 E, Perfusor mit 1–4 E/h, maximale Senkung des BZ um 50 mg/dl (3 mmol/l) pro Stunde anstreben bis ca. 250 mg/dl (13,8 mmol/l), dann deutlich langsamer

- Thromboseprophylaxe, ggf. Antibiose

Ketoazidose/ketoazidotisches Koma

- Ein ketoazidotisches Koma findet sich typischerweise bei Patienten mit Typ-1-Diabetes i. R. eines absoluten oder ausgeprägten relativen Insulinmangels, selten sind Typ-2-Diabetiker mit Sekundärversagen der oralen Therapie betroffen. Häufige Auslöser sind Infekte, bei denen die Insulindosis nicht adäquat erhöht wurde, seltener eine Neumanifestation

- Typisch sind BZ-Werte ab 250 mg/dl (13,9 mmol/l), z.T. auch deutlich höher
- Die Serum-Osmolarität ist abhängig von der Glukosekonzentration zumeist < 320 mosm/kg; der pH-Wert muss < 7,3 sein; HCO_3 i. d. R. < 15 mEq/l; Plasma- oder Urin-Ketone in hohen Konzentrationen nachweisbar
- Typische Symptome sind Übelkeit, Erbrechen, Exsikkose, initial Polyurie, im Verlauf prärenales Nierenversagen mit Oligo-, Anurie, Gewichtsverlust. (Die Kussmaul-Atmung ist ein absolutes Spätsymptom!) Die Patienten sind häufig adynam, zeigen einen herabgesetzten Muskeltonus und können je nach Ausprägungsgrad einen Acetongeruch aufweisen, der nicht von jedem wahrgenommen werden muss!

CAVE: Häufige Fehldiagnose ist ein akutes Abdomen aufgrund einer Pseudoperitonitis

Therapie:
Zügige Therapie kann Leben retten!

Therapie des Flüssigkeitsdefizits und der Azidose durch Blutzuckertherapie

- BZ-Senkung mittels Insulinperfusor mit initialem Bolus von 8–10 E, Perfusor initial mit 4–8 E/h
- Maximale Senkung des BZ um 50 mg/dl (3 mmol/l) pro Stunde anstreben bis ca. 250 mg/dl (13,8 mmol/l) dann langsamer
- BZ-Kontrollen zunächst stündlich
- Ein Azidoseausgleich sollte nur bei einem pH < 7,0 erfolgen, beim Ausgleich mit Bikarbonat sollte ein pH von 7 angestrebt werden
- Regelmäßige Kaliumkontrollen und Substitution auch bei normalem Kalium beginnen: Kalium zwischen 3,5 und 5,5 mval/l ⇨ + 20 mval Kalium; Kalium < 3,5 mval/l ⇨ 40 mval Kalium substituieren; ggf. kurzfristige Insulinpause, bis Kalium angehoben ist. Kaliumkontrollen erfolgen zunächst stündlich
- BGA, Elektrolyte zunächst alle 2, später alle 4–6 Stunden kontrollieren. Basislabor alle 12 Stunden incl. Kreatinin, Harnstoff, Transaminase, Lipase, CRP

Insulintherapie unter besonderen Bedingungen

**Für längere Intensivaufenthalte existieren verschiedene Perfusorprotokolle*

Umstellung vom Insulinperfusor auf subkutane Insulintherapie

Die Übernahme von Intensivstation auf Normalstation bedarf häufig einer Umstellung vom Perfusor auf eine subkutane Insulintherapie:

- Idealerweise Umstellung auf eine ICT, insbesondere dann, wenn unter der Perfusortherapie die infundierte Insulinmenge der letzten 24 Stunden über 24 E betragen hat (Perfusorrate im Schnitt > 1E/Stunde). I. d. R. ist der „perioperative/Intensiv-Stress" verbunden mit einem höheren Insulinbedarf, so dass der Insulinbedarf unter Perfusortherapie eine bessere Aussage über den aktuell notwendigen Insulinbedarf zulässt als die vor der Erkrankung übliche Dosis

- Der intravenöse Insulinbedarf ist dem subkutanen Insulinbedarf ähnlich ⇨ Gesamtinsulinbedarf für die ICT wird anhand der dokumentierten Perfusorrate der letzten 24 Stunden hochgerechnet. Diese Insulinmenge wird wie bei der ICT üblich zu 40 % (50 %) als Basalinsulin verabreicht (ideal sind lang-wirksame Basalinsuline) und zu 60 % (50 %) im Verhältnis 2 : 1 : 1 auf die Mahlzeiten mit kurz-wirksamen Insulin

  Bestand bereits vor der OP/Intensivaufnahme eine subkutane Insulintherapie kann man sich im weiteren Verlauf daran orientieren

*Goldberg PA, Siegel MD, Sherwin RS, Halickman JI, Lee M, Bailey VA, Lee SL, Dziura JD, Inzucchi SE. Implementation of a safe and effective insulin infusion protocol in a medical intensive care unit. Diabetes Care. 2004; 27(2):461-7.

PEG-Ernährung

Die Blutzuckereinstellung unter Sondenkost ist schwierig. Ein Blutzuckerzielbereich zwischen 100 und 200 mg/dl (5,6 – 11,1 mmol/l) gilt als erstrebenswert.

In der Realität geht es jedoch primär um die Vermeidung akuter Komplikationen wie Hypoglykämien (< 40 mg/dl, < 2 mmol/l) und schweren Hyperglykämien (> 250 mg/dl, > 13,9 mmol/l)

Nur bei definierter, gleichbleibender Menge an Sondennahrung kann eine adäquate Abdeckung mit Insulin erfolgreich sein.

Erschwert wird die Blutzuckeroptimierung bei zusätzlich oral oder i. v. aufgenommener Nahrung/Kohlehydraten.

Eine Einstellung mittels OAD gestaltet sich schwierig

- Nach Stop der Nahrungszufuhr besteht bei Sulfonylharnstoffen eine erhöhte Gefahr für schwere prolongierte Hypoglykämien
- Für Inkretintherapeutika liegen aktuell noch keine Erfahrungen vor. DPP-4-Inhibitoren bzw. GLP-1-Analoga werden vermutlich jedoch häufig nicht ausreichend effektiv sein

Die Insulintherapie wird entweder an die Dauer der Sondennahrung angepasst (wiederholte Normalinsulingaben alle ca. 3–4 h), oder man versucht die Sondennahrung an die Wirkdauer des Insulins anzupassen (z.B. Mischinsulin 30/70, Wirkdauer ca. 10–14 h).

Günstige Option: Insulin glargin (24-h-Wirkung) in Kombination mit zusätzlichem Normalinsulin, das alle 3–4 h während der Gabe/Resorption der Sondennahrung gegeben wird.

- Insulinbedarf angepasst an die KH-Menge der Sondennahrung
- Startdosis: Ca. 1(–2) Einheiten Insulin pro 12 Gramm Kohlehydrate (1 BE)
- In Stress- oder Infektionssituationen fällt der Insulinbedarf deutlich höher aus
- In der Folge muss je nach Blutzuckerverlauf die Insulindosis angepasst werden

Insulintherapie unter besonderen Bedingungen

Steroidtherapie

- Steroide haben kontrainsulinäre Effekte und erhöhen den Blutzucker
- Ausnahmen sind topisch oder inhalativ verabreichte Steroide: Sie haben i.d.R. keine klinisch relevante Blutzuckererhöhung zur Folge, daher ist hier zunächst keine Therapieanpassung notwendig
- Systemisch verabreichte Steroide bedürfen abhängig von Dosis und Dauer der Therapie häufig einer strukturierten Insulingabe (verschiedene Optionen sind möglich, z.B. Intensivierte Insulintherapie, ICT)
- Ca. 2–3 Stunden nach Einnahme der Steroide kommt es (durch eine ausgeprägte Insulinresistenzsituation) typischerweise zu einem starken Blutzuckeranstieg, der nach Einnahme i.d.R. ca. 12 Stunden anhält
- Falls die Steroide nur morgens eingenommen werden, sind die Nüchternblutzuckerwerte i.d.R. die besten Werte des BZ-Tagesprofils. (Daher bevorzugt prandiale Insulinsubstitution nötig)
- Bei Einsatz von Steroiden oberhalb der Cushing-Schwellendosis sollte bei Diabetes mellitus Patienten idealerweise das zusätzliche Insulin/die angepasste Insulindosis direkt vor der ersten Steroidgabe appliziert werden (Insulinresistenzsituation siehe Tab. 1 auf S. 88)
- <u>Bei bisher guter diabetischer Stoffwechsellage</u> ist eine Anpassung der Insulindosis sicher vorzunehmen:

Ab Dosen von z.B.
- 10–20 mg Prednisolon/Prednison
- 1–2 mg Dexamethason/Betamethason (z.T. bereits bei geringeren Dosen)
- Patienten, die mit einer Erhaltungsdosis (z.B. 5–20 mg Prednisonäquivalent) behandelt werden, bedürfen häufig einer niedrigeren Insulin-Dosis, als im Rahmen einer akuten Erkrankung notwendig

Dies bedeutet, dass der Insulinbedarf hier im Verlauf je nach Steroiddosis bis auf Ausgangsniveau, bzw. auf ca. 10–15 % zusätzlich zum sonstigen Insulinbedarf, zurück gehen kann

Für die klassische <u>MORGENDLICHE Einmalgabe</u> von Steroiden stehen verschiedene Therapiestrategien als Option zur Verfügung:

> **Prednison-Äquivalenzdosen:**
>
> 5 mg Prednison/Prednisolon (z.B. Decortin®/Decortin H®) ≅ 20 mg Hydrocortison ≅ 0,75 mg Dexamethason/Betamethason (z.B. Fortecortin®) ≅ 4 mg Methylprednisolon (Urbason®)/Triamcinolon

Dreimalige Gabe von Normalinsulin über den Tag verteilt zusätzlich zur den bestehenden OAD bzw. zusätzlich zur bestehenden Insulintherapie (bei BOT oder ICT):

Erste Dosis: 60 % der berechneten Menge ca. 1 (−2) Stunden nach Steroidgabe

Zweite Dosis: 30 % der berechneten Menge ca. 5 (−6) Stunden nach Steroidgabe

Dritte Dosis: 10 % der berechneten Menge ca. 9 (−10) Stunden nach Steroidgabe,

oder

Einmalige Gabe eines Mischinsulins 50:50 (kein Analogmischinsulin, sondern klassisches Human-Mischinsulin!) zum Frühstück.

Bei oralen oder intravenösen Mehrfachgaben von Steroiden am Tag ist nur eine ICT zielführend.

Es können 2 Patientengruppen unterschieden werden:

- Patienten, die mit der Erstgabe von Steroiden „gleichzeitig" Insulin erhalten (s. Tab. 1 auf S. 88)
- Patienten, die mit dem Blutzucker aufgrund von Steroidgaben entgleist sind und Insulin erhalten sollen (s. Tab. 2 auf S. 88)

Die folgenden Einstiegsdosen sind Empfehlungen und müssen je nach Blutzuckerverlauf erhöht bzw. reduziert werden:

Insulintherapie unter besonderen Bedingungen

Tab. 1: Erste zusätzliche Insulingabe mit der ersten Steroidgabe (es liegt noch keine steroidbedingte Entgleisung vor)

Prednison-dosis	Bisher Insulintherapie	Bisher OAD Therapie
10–20 mg 1x tgl.	Zusätzlich 10 % des bisherigen TIB*	0,1 E/kg KG
20–50 mg 1x tgl.	Zusätzlich 20 % des bisherigen TIB*	0,15 E/kg KG
50–100 g 1x tgl.	Zusätzlich 30 % des bisherigen TIB*	0,2 E/kg KG
> 100 mg 1x tgl.	Zusätzlich 40 % des bisherigen TIB*	0,25 E/kg KG

*TIB = Tagesinsulinbedarf

Tab. 2: Erste zusätzliche Insulingabe nach steroidbedingter Blutzuckerentgleisung

Prednison-dosis	Bisher Insulintherapie	Bisher OAD Therapie
10–20 mg 1x tgl.	Zusätzlich 20 % des bisherigen TIB*	0,15 E/kg KG
20–50 mg 1x tgl.	Zusätzlich 40 % des bisherigen TIB*	0,25 E/kg KG
50–100 g 1x tgl.	Zusätzlich 50 % des bisherigen TIB*	0,3 E/kg KG
> 100 mg 1x tgl.	Zusätzlich 60 % des bisherigen TIB*	0,35 E/kg KG

*TIB = Tagesinsulinbedarf

- Beim „Ausschleichen" von Steroiden gilt als grobe Orientierung, dass die Insulin-Dosis prozentual in gleichen Schritten reduziert wird, wie die Steroide reduziert werden
- Der Bedarf an Insulin ist von der Steroiddosis abhängig (s. Tab. oben)
- In Fällen von Hochdosis-Steroidtherapie (z.B. 1000 mg Prednisonäquivalent) kann die benötigte Insulinmenge auf das 3–5-fache der sonst üblichen Tagesinsulindosis steigen

WICHTIG: Die Angaben sind als Einstiegsdosis zu verstehen, eine Dosistitration ist in der Folge individuell durchzuführen und in fast allen Fällen notwendig.

Dialyse*

- Bei fortgeschrittener Niereninsuffizienz im Stadium IV und V (GFR < 30 ml/min) gestaltet sich die Diabetestherapie zunehmend schwieriger

- Häufig ist eine Insulintherapie die einzig sinnvolle Therapie, da aufgrund von Kontraindikationen zunehmend weniger OAD zur Verfügung stehen

- Bereits bei präterminaler Niereninsuffizienz kommt es trotz der gesteigerten Insulinresistenzsituation (Urämie) durch eine drastisch abnehmende Insulin-Clearance ab einer GFR von < 20 ml/min zu einem erhöhten Risiko für schwere Hypoglykämien

- Die Beurteilung des HbA_{1c} gestaltet sich bei Patienten mit präterminaler oder terminaler Niereninsuffizienz schwierig, es können sowohl falsch hohe wie auch falsch niedrige HbA_{1c}-Werte gemessen werden

- Im Rahmen der sich verschlechternden Nierenfunktion (bereits bei einer GFR unter 50 ml/min) kommt es zu einer sukzessiven Abnahme des Insulinbedarfs

- Bei einer GFR von unter 10–15 ml/min kann von einer Abnahme des Insulinbedarfs von bis zu 50 % im Vergleich zum nicht-niereninsuffizienten Zustand ausgegangen werden

- Die ICT ist zumeist die am besten geeignete Therapie. In der Praxis zeigen sich kurz- und lang-wirksame Insulinanaloga insbesondere in Bezug auf Hypoglykämien dem Normalinsulin und dem NPH-Insulin überlegen

- Bei Beginn einer Insulintherapie sollte die Startdosis niedrig gewählt werden, z.B. 0,25 E/kg Körpergewicht. (Verteilung siehe ICT-Schema)

*Shrishrimal K, Hart P, Michota F. Managing diabetes in hemodialysis patients: Observations and recommendations.
Cleve Clin J Med 2009; 76(11): 649-55.

Insulintherapie unter besonderen Bedingungen

Der geriatrische Patient

Ausgangspunkt ist immer die individuelle Klassifizierung der älteren Patienten, anhand derer man ein Therapieziel festlegen kann: Klassifizierung älterer Patienten hinsichtlich der Diabetes-Therapie

1. „Go-Go"	Guter funktioneller Status: Therapieziel zumeist $HbA_{1c} < 7\%$	
2. „Slow-Go"	Bereits eingeschränkter funktioneller Status: Therapieziel zumeist HbA_{1c} 7–8%	
3. „No-Go"	Schlechter funktioneller Status, führend geriatrisches Syndrom: Therapieziel $HbA_{1c} < 8\%$	

Der geriatrische Patient („No-Go") lässt sich klinisch wie folgt beschreiben:

Besonderheiten des geriatrischen Patienten (geriatrisches Syndrom)

- Erhöhte Vulnerabilität in Folge physiologischer Altersveränderungen
- Multimorbidität mit Organ-übergreifenden Wechselwirkungen
- Defizite in mehreren Funktionsbereichen: Organebene, personale oder soziale Ebene
- Somatisch, kognitiv, affektiv erhöhte Instabilität, verringerte Anpassungsfähigkeit und begrenzte Kompensationsfähigkeit
- Häufiges Vorliegen geriatrischer Syndrome und Problemstellungen (Inkontinenz, Obstipation, Sturzneigung, chronische Wunden, Malnutrition, Depression, Demenz, chronischer Schmerz, Schlafstörungen, Polypharmazie)
- Drohender Verlust der Selbstständigkeit, Auftreten von Pflegebedürftigkeit
- Verstärkte Anfälligkeit für iatrogene Schäden (z.B. durch veränderte Pharmakokinetik)

Der HbA_{1c}-Zielbereich bei geriatrischen Patienten („No-Go") liegt unter 8 %.

HbA_{1c}-Werte oberhalb von 8 % gehen einher mit Glukosurie, Exsikkose, zerebralen Leistungseinbußen, erheblich gesteigerter Infektionsneigung und Wundheilungsstörungen und sollten daher dringend vermieden werden.

Die Insulintherapie bei geriatrischen Patienten sollte **möglichst einfach, praktikabel, ausreichend effektiv und sicher** sein, d.h. möglichst mit einer geringen Hypoglykämiegefahr verbunden sein.

Diverse Studiendaten zeigen, dass auch bei alten Patienten die BOT bzgl. der Effektivität der CT vergleichbar, jedoch hinsichtlich Hypoglykämierate, Gewichtsentwicklung und geringerer Gesamtinsulindosis überlegen ist.

Bei Erkrankungsprogression kann eine BOT ab einem bestimmten Stadium nicht mehr ausreichend effektiv sein, eine Intensivierung der Therapie notwendig werden:

- Schrittweisen Übergang in Richtung ICT anstreben

- Mehr als 2 Injektionen am Tag sind mit einem deutlichen Verlust an Lebensqualität verbunden. Oftmals ist schon eine einmalige zusätzliche Gabe eines kurz-wirksamen Insulins (BOTplus) für den Patienten akzeptabel und für die Verbesserung der Einstellung ausreichend effektiv, um den Zielbereich zu erreichen

- Eine Mischinsulintherapie (CT) sollte nur in Situationen angewandt werden, wenn eine ICT nicht praktikabel erscheint. (z.B. ist die CT nur praktikabel bei Patienten, die verlässlich und regelmäßig Ihre Mahlzeiten zu sich nehmen). Alternativ steht hierzu eine BOTplus zur Verfügung

Insulintherapie unter besonderen Bedingungen

Kardiologie

- Besondere Relevanz besitzen die Patienten mit Diabetes in der Kardiologie sowie Patienten mit kardiovaskulären Erkrankungen in der Diabetologie. Aufgrund der hohen Koinzidenz von KHK und Diabetes bedürfen die Patienten hoher Aufmerksamkeit. Bis zu 2/3 aller Patienten mit Herzinfarkt haben, z.T. noch nicht diagnostiziert, eine Glukosestoffwechselstörung

- Seit 2007 existiert eine gemeinsame Leitlinie der kardiologischen und diabetologischen Fachgesellschaften (s. Flussdiagramm) zur Behandlung kardiologischer bzw. diabetologischer Patienten (www.easd.org oder www.escardio.org). Hauptziel ist nicht nur eine leitlinienorientierte Therapie sondern ebenso der Aspekt der Prävention. So wird vorgeschlagen, KHK-Patienten mit unbekanntem Diabetes mellitus einem oralen Glukosetoleranztest (oGTT) zur Diagnosesicherung zu unterziehen

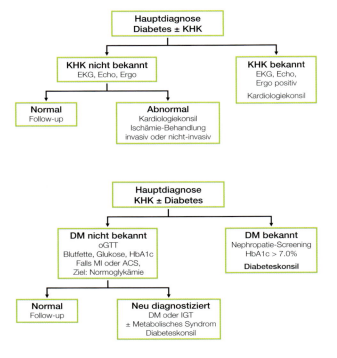

Gestationsdiabetes

- Der Gestationsdiabetes ist eine erstmals während einer Schwangerschaft festgestellte Glukosestoffwechselstörung. Hier kann es sich um eine gestörte Glukosetoleranz bis hin zum manifesten Diabetes handeln

- Diese Störung bildet sich nach der Schwangerschaft meist zurück, kann aber bei einer weiteren Schwangerschaft erneut auftreten (ist häufig der Fall). Ein Gestationsdiabetes kann auch als ein unter einer Belastungssituation vorübergehend in Erscheinung tretender Diabetes mellitus Typ-2 angesehen werden, der Jahre bis Jahrzehnte später endgültig manifest wird

- Wichtigstes Ziel ist eine rechtzeitige Feststellung des Gestationsdiabetes durch Screening aller Schwangeren

- Die Diagnostik erfolgt über einen 75 g oralen Glukosetoleranztest (50 g oGTT Screeningtest oder Urin-Glukosebestimmungen werden nicht mehr empfohlen!)

Screening: Wer soll gescreent werden?

Indikation im ersten Trimenon (sofort nach Feststellung der Schwangerschaft):

Risikopatientinnen

Definiert über: Übergewicht oder Alter ≥ 35 Jahre, Diabetes bei Eltern oder Geschwistern, Gestationsdiabetes bei vorhergehender Schwangerschaft, Geburt eines Kindes ≥ 4500 g Geburtsgewicht, Z. n. Totgeburt, Z. n. Geburt eines Kindes mit Fehlbildungen, Habitueller Abort

Indikation 24.–28. SSW:

Alle Schwangeren

Auch Patientinnen, die im ersten Trimenon unauffällig getestet wurden.

Insulintherapie unter besonderen Bedingungen

Indikation 32.–34. SSW:

Ggf. Wiederholungstestung bei bisher unauffälligen Risikopatientinnen

Wiederholung letztmalig bei Schwangeren bei denen 75 g oGTT im 1. Trimenon und während 24.–28. SSW unauffällig war.

Weitere Indikationen:

Makrosomie im Ultraschall oder Symptome eines Diabetes.

Diagnostik:

Bewertung des 75 g oGTT bei Gestationsdiabetes:

- Gestationsdiabetes: Zwei von drei Grenzwerten werden erreicht oder überschritten
- Eingeschränkte Glukosetoleranz (IGT): Ein Wert von drei Grenzwerten wird erreicht oder überschritten. Die IGT wird bezüglich der Behandlungsbedürftigkeit wie ein diagnostizierter Gestationsdiabetes gewertet

Messzeitpunkt	kapilläres Vollblut		venöses Plasma	
	(mg/dl)	(mmol/l)	(mg/dl)	(mmol/l)
Nüchtern	≥ 90	$\geq 5{,}0$	≥ 95	$\geq 5{,}3$
Postprandial nach einer Stunde	≥ 180	$\geq 10{,}0$	≥ 180	$\geq 10{,}0$
Postprandial nach zwei Stunden	≥ 155	$\geq 8{,}6$	≥ 155	$\geq 8{,}6$

Therapieziele:

Blutzuckerzielwerte (kapillär):

- Nüchtern und präprandial ≤ 90 mg/dl ($\leq 5{,}0$ mmol/l). Bei Insulintherapie sollte Präprandial ein Wert von 60 mg/dl (3,3 mmol/l) nicht unterschritten werden
- Eine Stunde nach Beginn der Mahlzeit: ≤ 140 mg/dl ($\leq 7{,}8$ mmol/l)
- Zwei Stunden nach Beginn der Mahlzeit: ≤ 120 mg/dl ($\leq 6{,}7$ mmol/l)

HbA$_{1c}$-Wert:
- Ermöglicht nur eine retrospektive Beurteilung der Glukosestoffwechseleinstellung
- Nicht zur Beurteilung der Stoffwechselführung geeignet, hier zählt primär das Blutzuckertagesprofil

Fruktosaminbestimmung:
- Retrospektive Beurteilung der letzten 1–2 Wochen

Die Behandlungsführung einer Schwangeren muss anhand aktuell bestimmter Blutzuckerwerte erfolgen. Eine Schwangerschaft ist ein fortschreitender Entwicklungsprozeß. **Jeder Zeitverlust muss vermieden werden**, d. h. die sofortige Überweisung in eine Diabetesschwerpunkteinrichtung muss erfolgen. Weiterbehandlung gemeinsam durch den Gynäkologen/Geburtshelfer und den Diabetologen. Entbindung muss bei Insulinbehandlung in einem Perinatalzentrum, bei Diätbehandlung allein mindestens in Geburtsklinik mit perinatalem Schwerpunkt erfolgen.

Die gynäkologisch geburtshilfliche Betreuung erfolgt parallel zur diabetologischen Betreuung. Nach der Entbindung muss eine Beratung und Betreuung über die Diabetesprophylaxe erfolgen.

- Erste Verlaufskontrolle sollte nach 6 – 12 Wochen mittels eines 75 g oGTT erfolgen
- Verlaufskontrollen dann in jährlichen Abständen mit einem 75 g oGTT

Ca. 80 % der Patientinnen mit Gestationsdiabetes erreichen nach notwendiger Schulung die Blutzuckerzielwerte durch eine Ernährungsumstellung, nur 20 % bedürfen einer Insulintherapie. Relevant ist die regelmäßige Blutzuckerkontrolle, um den im Verlauf der Schwangerschaft steigenden Insulinbedarf mit konsekutiver Verschlechterung der Blutzuckerwerte rechtzeitig zu erkennen und handeln zu können. Bei einem größeren Teil der Patientinnen zeigt sich zunächst ein postprandiales Blutzuckerproblem, bevor auch die Nüchternwerte steigen.

Insulintherapie unter besonderen Bedingungen

Hochdosis Insulintherapie

Manche Patienten benötigen sehr hohe Insulindosen (> 150 Einheiten), um eine adäquate Stoffwechseleinstellung zu erreichen.

Prinzipiell ist der Insulinbedarf individuell sehr unterschiedlich. Typischerweise liegt die benötigte Insulindosis bei Patienten mit Typ-2-Diabetes gewichtsabhängig zwischen 0,2–2 E/kg KG.

Ursache für extreme Insulindosen ist die individuelle Insulinresistenz, die durch verschiedenen Faktoren zudem ungünstig beeinflusst werden kann. Dementsprechend ist auch der therapeutische Ansatz (s.u.):

- Hohe Glukosewerte (Glukosetoxizität)
- Hohe Lipidspiegel (Lipotoxizität)
- Ungünstige Ernährungsgewohnheiten (zu hohe Kalorienaufnahme mit überproportional hohem Kohlehydratanteil in der Nahrung)
- Ausgeprägter Bewegungsmangel

Therapie:

- Prinzipiell gilt: Stoffwechseloptimierung ist relevanter als die Insulindosis, jedoch sollte bei jedem Patienten nur die Menge an Insulin verordnet werden, die nach Ausschöpfung der folgenden Maßnahmen tatsächlich notwendig ist

- Unter Umständen kann eine Kohlehydrat-minimierte bis freie Ernährung über 2–3 Tage, in manchen Fällen unterstützt mit i.v.-Gabe von Insulin (Insulinperfusor), die Resistenz durchbrechen, d.h. zu Beginn eines Stoffwechseloptimierungsversuchs sinnvoll sein. Dieses Vorgehen bedarf eines eingespielten Teams auf der Station, in den meisten Fällen ist dies nur in Diabetes-Zentren umsetzbar

- Der mittel- bis langfristige Erfolg ist stark abhängig von der Compliance der Patienten. Unterstützend sind eine Kohlenhydrat-reduzierte Kost (z. B. LOGI®) und körperliche Aktivität, unter der eine Insulindosisreduktion zwischen 30 und 100 % möglich wird

- Patienten, die nur unter einer „Hochdosisinsulintherapie" einstellbar sind, oder selbst hierunter nicht optimierbar sind, sollten in einem hierfür ausgewiesenen Zentrum vorgestellt werden

Homepages

- Leitlinien/Therapieempfehlungen

www.akdae.de
www.deutsche-diabetes-gesellschaft.de
www.leitlinien.de
www.uni-duesseldorf.de/awmf/ll/ll_057.htm
www.versorgungsleitlinien.de

- Fachgesellschaften/Verbände/Stiftungen

www.adipositas-gesellschaft.de
www.bdd-ev.de
www.deutsche-diabetes-gesellschaft.de
www.diabetes.org
www.diabetikerbund.de
www.diabetes-sport.de
www.diabetesstiftung.de
www.vdbd.de

- Portale/Service

www.curado.de/Diabetes-26
www.das-zuckerkranke-kind.de
www.diabetesde.org
www.diabetes-deutschland.de
www.diabetes-forum.com
www.diabetesgate.de
www.diabetes-germany.com
www.diabetes-kids.de
www.diabetes-news.de
www.diabetes-ratgeber.net
www.diabetes-world.net
www.gesuender-unter-7.de
www.schwerpunktpraxis.de

Homepages

DRGs

	Diabetesart		Komplikationen		
DM	Typ 1	E10.xx	+ Koma	E1x.01	1 Ko entgl.
	Typ 2	E11.xx	Ketoazidose	E1x.11	1 Ko n. entgl.
	Sekund.	E13.xx	- Ko entgl.	E1x.91	>1 Ko entgl.
	PräDM	R73.0	- Ko n. entgl.	E1x.90	>1 Ko n. entg
	Niereninsuffizienz		**Z.n. Amputationen**		**Ulcus**
NIERE	GFR 60–90	N18.2	Fuß/Knöchel	Z89.4	sonstiges
	GFR 30–60	N18.3	Unterschenk.	Z89.5	varicosum
	GFR 15–30	N18.4	Oberschenkel	Z89.6	+Entzündung
	GFR <15	N18.5			Chronisch
	Akutes NV	N17.8	Dialyse	Z99.2	Osteomyelitis

	Wunddebridement		Isolierung	
Procedur	Fuß groß	5–896.1	MRSA 6d	8–987.10
	Fuß klein	5–896.0	MRSA 13d	8–987.11
			MRSA 20d	8–987.12
	Lokalisation			
	rechts		Schulung (Diabetes)	9–500.1
	links			

	Organkomplikation		**DFS**	
E1x.61	Chargot	M14.6*	DFS entgleist	E1x.75
E1x.60	NierenKo	N08.3*	DFS nicht entgl.	E1x.74
E1x.73	PNP	G63.2*		
E1x.72	RetinoKo	H36.0*	GefäßKo	I79.2*
	Decubitus		**pAVK**	
L97	III°sonst unten	L89.28	pAVK IIa	I70.20
I83.0	III°Steiß/Kreuz	L89.24	pAVK IIb	I70.21
I83.2	III°Sitzbein	L89.25	pAVK III	I70.22
L98.4	Phlegm. Zehe	L03.02	pAVK IVUlcus	I70.23
M86.2x	Phlegmone uE	L03.11	IV Gangrän	I70.24

Stand: 2011

* Muss mit Hauptdiagnose verknüpft werden

Raum für Ihre Notizen

© Dr. med. Thorsten Siegmund
Lt. Oberarzt
Klinik für Endokrinologie, Diabetologie und Angiologie
Städt. Klinikum München GmbH
Klinikum Bogenhausen
Englschalkinger Straße 77
81925 München

Siegmund, Thorsten:
Therapieregister Diabetes für die Klinik
2. Auflage Berlin 2011

Verlag Lehmanns Media
Hardenbergstraße 5
10623 Berlin
www.lehmanns.de

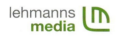

Alle Rechte, insbesondere das Recht auf Vervielfältigung und Verbreitung sowie der Übersetzung in fremde Sprachen, sind vorbehalten. Kein Teil des Werkes darf in irgendeiner Form (Fotokopie, Mikrofilm und Einspeicherung und Verarbeitung in elektronischen Systemen) ohne schriftliche Genehmigung des Autors reproduziert werden.

Die Erkenntnisse der Medizin unterliegen laufendem Wandel durch Forschung und klinische Erfahrungen. Der Autor dieses Therapieregisters hat größte Sorgfalt darauf verwendet, daß die in diesem Werk gemachten Angaben (insb. hinsichtlich Anwendung, Indikation, Dosierung und unerwünschten Wirkungen) dem derzeitigen Wissensstand entsprechen. Das entbindet den Leser dieses Werkes aber nicht von der Verpflichtung, seine Diagnostik und Therapie in eigener Verantwortung zu bestimmen.

Therapieregister Diabetes für

9783865414090.3

Das Therapieregister wurde mit freundlicher Unterstützung der

SANOFI DIABETES

Sanofi-Aventis Deutschland GmbH
Potsdamer Str. 8
10785 Berlin

realisiert.

ISBN 978-3-86541-409-0